ISCHL

ET

SES ENVIRONS

PAR

LE D.^R JOS. POLAK,

MÉDECIN AUX BAINS D'ISCHL ETC.

AVEC UNE CARTE TOPOGRAPHIQUE DU DOMAINE DES SALINES
ET UN PLAN D'ISCHL.

VIENNE, 1848.

BRAUMÜLLER ET SEIDEL,

LIBRAIRIE DE LA COUR.

ISCHL

ET

SES ENVIRONS

CONSIDÉRÉS SOUS

LE RAPPORT CLIMATÉRIQUE, MÉDICAL, TOPOGRAPHIQUE ET PITTORESQUE.

PAR

LE Dr JOSEPH POLAK,

MÉDECIN AUX BAINS D'ISCHL, ETC.

DÉTAILS DESCRIPTIFS PAR M. LEGER NOËL.

AVEC UNE CARTE TOPOGRAPHIQUE DU DOMAINE DES SALINES ET
UN PLAN D'ISCHL.

VIENNE, 1848.

BRAUMÜLLER ET SEIDEL,

LIBRAIRIE DE LA COUR.

Au lecteur.

Ischl, par la douceur de son climat, par la beauté de ses sites incomparables, par l'importance médicale de ses bains, tend à devenir l'une des résidences sanitaires les plus fréquentées. Chaque année, presque toutes les nations de l'Europe y sont représentées. Il y vient surtout quantité d'étrangers, à qui la langue allemande est peu familière, en sorte qu'ils ne peuvent tirer aucun parti des ouvrages, tous écrits en allemand, qui ont déjà été publiés sur Ischl. C'est pour obvier à cet inconvénient que nous avons entrepris de rédiger en français le livre que nous donnons aujourd'hui au public; la langue française étant, sans contredit, de toutes les langues, non seulement la plus claire, la plus précise, la plus élégante, mais encore la plus répandue, la plus universelle.

Il sera facile de s'orienter dans ce livre en jetant un regard sur la Table des matières, ci-jointe; et c'est pourquoi nous croyons inutile d'entrer dans aucun détail sur le plan que nous avons suivi. Nous nous permettrons seulement de faire observer que, pour ce qui concerne la partie médicale, nous avons tâché de la traiter de manière qu'elle répondit autant que possible aux vues du médecin, tout en restant à la portée des gens du monde.

Pour ce qui est des détails descriptifs, répandus surtout dans la partie topographique, nous les devons à M. Léger Noel *) qui, ayant pu juger par lui-même de la beauté des lieux, a bien voulu nous prêter son bienveillant concours et se charger de la révision de notre manuscrit.

Puissions-nous avoir atteint le but que nous nous sommes proposé, celui d'être utile et agréable aux nombreux étrangers qui visitent nos merveilleuses contrées, si magnifiquement parées de toutes les richesses, de tous les charmes, de toutes les splendeurs d'une nature variée et pittoresque.

Février 1848.

L'Auteur.

---

*) Auteur de plusieurs ouvrages remarquables, entre autres, *Amertumes et consolations*, poésies; la *clef de la Langue et des sciences*; le *Livre de l'Epoque*, ou *Histoire populaire de la France, depuis les premiers temps de la Monarchie jusqu'à ce jour.*

Table des matières.

Section I.

DOMAINE DES SALINES
(Salzkammergut)

au centre du quel est situé Ischl.

Domaine des salines.
(Salzkammergut.)

Borné au S. et au S. E. par la Styrie, à l'O. et au S. O. par le duché de Salzbourg, le dit domaine, dont *Ischl* forme le centre, fait partie du cercle de la Haute-Autriche appelé Traunkreis, et se trouve placé entre le 47° 21′ et le 47° 51′ de latitude nord, entre le 31° 8′ et le 31° 30′ de longitude est.

Ce district montagneux, qui porte encore l'ancien nom politique de juridiction de Wildenstein, présente une étendue de 147,788 jochs [1], c'est à dire, d'environ 14$\frac{1}{5}$ milles carrés, et est divisé en trois arrondissements, savoir: l'arrondissement de *Wildenstein*, proprement dit, avec une aire de 65,630 jochs; l'arrondissement *d'Ischl*, avec 48,842 j.; l'arrondissement *d'Ebensée*, avec 33,316 j. — On se plaisait encore à distinguer arbitrairement une partie interne du domaine (notre Salzkammergut) et une partie externe, en comprenant dans la dernière le territoire de la petite ville de Gmunden avec son lac (Traunsée), sur le bord duquel elle est située, et celui des contrées voisines, appelées Ort. Mais cette distribution du pays ne peut

---

[1] Voir la Table de Réduction, mesures autrichiennes comparées aux mesures françaises, etc.

1 *

4

être admise, puisqu'il n'existe qu'un Salzkammergut proprement dit, c'est à dire, celui dont nous venons de parler, et qui est, pour ainsi dire, incorporé à une juridiction particulière nommée Wildenstein, laquelle a son siège à Goisern et comprend les arrondissements cités.

La population du pays s'élève à 17,584 âmes et se partage entre les arrondissements de la manière suivante: 7485, 3531 hommes et 3954 femmes habitent l'arr. de Wildenstein et occupent 1250 maisons;

5491, 2587 hommes et 2904 femmes habitent l'arr. d'Ischl et occupent 863 maisons;

4608, 2256 hommes et 2352 femmes habitent l'arr. d'Ebensée et occupent 489 maisons. — On voit que le nombre des femmes surpasse de beaucoup celui des hommes.

La dénomination de *Salzkammergut* (domaine des salines de la couronne) date de temps bien reculés, et tire son origine de ce qu'autrefois les revenus des salines formaient une partie considérable du domaine impérial, et elle ne s'est pas perdue, bien qu'il y ait déjà environ deux siècles que ses produits appartiennent aux revenus de l'état.

Quoique assez généralement connu sous le nom ci-dessus mentionné, ce pays a été aussi surnommé la *Suisse Autrichienne;* — tant ses contrées montagneuses offrent d'analogie avec les paysages de la Suisse par leur beauté ravissante et par le tableau pittoresque de leurs lacs. Néanmoins il nous semble, à dire vrai, que cette épithète ne convient pas autant à ce territoire qu'à celui de Salzbourg. Car ses montagnes ne s'élèvent guère au delà de 4000 à 6000 pieds et ne forment, pour ainsi dire, qu'une chaîne moyenne, qui n'acquiert une hauteur plus considérable que sur les limites du domaine et du duché de Salzbourg. C'est là seulement que commencent les hautes montagnes, dont quelques unes s'élèvent même à plus de 9000 pieds. Mais cela n'empêche pas que les étrangers, pour la plupart, n'aiment mieux séjourner dans nos contrées que dans celles de Salzbourg, et cela paraît d'autant moins étonnant, quand on y réfléchit, qu'à la longue on préfère toujours ce qui est romantique et charmant à ce qui est sublime et gigantesque. Du reste on n'a qu'à voir ce que dit de la beauté du pays Mr. Humphry Davys, pour comprendre combien il l'emporte à cet égard sur les autres contrées montagneuses. Voici comment s'exprime le célèbre savant, en parlant du Salzkammergut: *„I know no country more „beautiful. The variety of the scenery, the verdure of „the meadows and trees, the depths of the vallies, the „altitude of the mountains, the clairness and grandeur „of the rivers and lakes, give it, I think, a decided su- „periority over Swizerland and the people are more „agreable."*

Regardons le pays de plus près, et d'abord par rapport à son territoire.

La *chaîne des montagnes* qui traversent le domaine en tout sens et qui sont groupées en amphithéâtre autour d'Ischl, ne forme qu'une suite des alpes noriliennes. Ces montagnes partent d'un bloc central *(Dachstein)* et se dirigent, en s'enchaînant mutuellement et s'abaissant de plus en plus, vers le bacin du Danube.

Ce bloc immense, qui porte aussi le nom de *Thorstein*, domine toutes les autres montagnes du dit pays, et s'élève à 9490 pieds au dessus du niveau de la Méditerranée. Il sépare en même temps l'Autriche de la Styrie et du duché de Salzbourg. Les branches qui se détachent de ce bloc énorme sont au nombre de quatre : 1° celle qui sépare la vallée de Gosau du duché de Salzbourg (vers le N. O.); 2° celle du lac de Hallstadt et du Waldbach (vers le N.); 3° celle qui forme le sommet du *Schneegebirge* (montagne de neige), et 4° enfin la plus grande et la plus escarpée, celle qui coupe le bassin de la rivière de l'Enns. Les glaciers qui entourent le Dachstein et qui offrent un circuit de plus de 10,300 toises se divisent en trois parties bien séparées par des rochers et dont la plus étendue porte le nom de *Carlseisfeld* (glacier de Charles), en mémoire de l'ascension faite par l'archiduc Charles en 1812, et qu'on peut atteindre de Hallstadt dans environ dix heures. Si l'on en veut croire les propos des montagnards, l'origine de ces glaciers ne remonterait pas au delà de deux siècles; du moins il y en a qui posent en fait qu'ils ont beaucoup grossi depuis cinquante ans, et que par suite la température s'est tellement abaissée que les bergers ont été forcés de quitter leurs cabanes près du *Taubencar.*

Du reste, à mesure qu'elles s'abaissent, les montagnes, dépourvues sur leur cime de toute végétation, perdent leur aspect triste, se couvrent peu à peu, de haut en bas, de plantes odoriférantes, de bois touffus, de forêts immenses, qui, entremêlées de prairies parsemées de fleurs, se perdent enfin dans les plaines. En traversant le territoire du pays en question elles forment de nombreuses vallées, lesquelles à ce qu'il paraît, ont servi dans des temps bien reculés, de bacins à des lacs nombreux.

La plus considérable d'entre elles, la *vallée de la Traun* (Traunthal), embellie par les lacs de Gmunden et de Hallstadt, s'étend d'Ischl vers le N. E. jusqu'à Ebensée, et vers le S. jusqu'à Hallstadt. Cette belle et large vallée, traversée par les eaux smaragdines de la Traun dans une longueur d'environ dix milles, renferme les belles routes de Linz (N.) et de Grätz (S.), et relie plusiers vallées secondaires, dont celle d'Ischl (ou Wolfgang) est la plus riante. *La vallée d'Ischl* s'étend de là jusqu'à St-Wolfgang et renferme la belle route de Salzbourg. Les autres vallées secondaires, qui sur quelques points offrent même des vues plus pittoresques que celles dont nous venons de parler, sont sur la rive gauche de la Traun : *les vallées de Weissenbach* (au nombre de trois) et celle *de Gosau,* et sur la rive droite, près d'Ischl, *les petites vallées de Rettenbach et de Sulsbach.* Toutes ces vallées sont sillonnées de nombreux chemins et sentiers bien entretenus, qui offrent toute facilité à ceux qui viennent faire des excursions dans ces charmantes contrées. Elles doivent leurs noms aux eaux qui les parcourent, et qui contribuent à la fois à la beauté du pays et à la fertilité du sol.

Les *eaux* s'y montrent en abondance, comme dans toutes les contrées montagneuses, et forment des ruisseaux, des rivières, des lacs. Le cours le plus considérable du pays est *la Traun,* rivière poissonneuse, qui a sa source en Styrie. Elle se forme de trois courants, auxquels donnent naissance trois petits lacs (Altaussée, Grundelsée, et Teplizsée), et qui se réunissent près d'Aussée. Elle n'entre dans l'Autriche qu'après avoir parcouru l'étendue d'un mille. Passant alors avec une grande impétuosité du S. O. au N. E., cette rivière traverse les lacs de Hallstadt et de Gmunden, poursuit de là son cours jusqu'à Laakirchen, se précipite du haut de quelques rochers escarpés, forme ainsi la célèbre *cascade de la Traun* (Traunfall), puis, son cours devenant de plus en plus doux, se marie enfin au

Danube, près de Linz (Zizlau). Quoique la Traun soit navigable dans toute sa longueur, qui est de 16 milles, à partir du lac de Hallstadt, il est pourtant à remarquer que la navigation en est toujours plus ou moins dangereuse, à cause des nombreuses chutes et des crues fréquentes auxquelles la rivière est sujette et dont les effets désastreux se font alors sentir surtout dans sa partie supérieure (de Hallstadt à Gmunden), sa pente étant là plus escarpée que partout ailleurs. Elle reçoit dans son lit des torrents ainsi que des rivières de second et de troisième ordre, qui traversent les vallées secondaires, dont nous avons déjà fait mention, et qui arrosent ainsi le pays dans tous les sens. La plus riante, parmis ces eaux, est la *rivière d'Ischl*, aux ondes argentines, laquelle sortant du lac de St-Wolfgang, parcourt en serpentant la vallée du même nom et s'unit à la rivière principale, dans notre bourg. — Bien qu'il n'y ait rien de plus ravissant, pour la vue, que le tableau pittoresque qui résulte de toutes ces eaux, resplendissantes dans des vallées pleines de fleurs et de verdure, et encadrées de belles montagnes de l'aspect le plus varié, on ne saurait pourtant le comparer pour la beauté, à celui que présentent les *lacs* des environs d'Ischl, les quels, au nombre de treize, sont surtout, dans un cadre aussi resserré, ce que le Salzkammergut peut offrir de plus magnifique, de plus romantique. Tous ces lacs se trouvent sur toutes les cartes du pays *ou* à droite et à gauche de la Traun, à peu de distance d'Ischl (1 — 2 heures; les *lacs de St.-Wolfgang, de Kammer, de Langbath*, etc.), *ou* dans son lit même (*les lacs de Hallstadt et de Gmunden*); ces deux derniers ne sont, pour ainsi dire, que des évasements de la rivière, à laquelle aboutissent aussi tous les autres au moyen de petits ruisseaux, qui en sortent [1]). De cette abondance de rivières, de lacs, de ruisseaux, qui arrosent en tous sens le territoire en question, il résulte une condition très-avantageuse à la productivité du sol, que sa nature rend déjà très-fertile, et que nous allons examiner de plus près.

Nous suivrons pour ce but l'autorité du célèbre géognoste M. Partsch, qui relativement à ce sujet s'exprime à peu près de la manière suivante. Ce pays, dit-il, présente dans le sol trois parties différentes, savoir:

1° La haute montagne, pierreuse, dépourvue de toute végétation, la quelle s'étend de la frontière de Styrie jusqu'au *Traunstein*, et jusqu'à *Traunkirchen* (sur le lac de la Traun).

2° La pente douce, garnie de bois, qui entoure les montagnes vers le N. et qui s'étend jusqu'aux environs de *Gmunden*, *Aurach*, *Scherfling*, et *Buchberg*.

3° Le territoire fertile, bien cultivé, et parsemé d'habitations, lequel commence au pied de la dite pente et descend vers le Danube.

Cette triple différence du sol est due à ses rapports géognostiques; car la haute montagne consiste en pierre calcaire, la pente en grès, et la partie plus basse, qui est aussi la plus productive, en marne et en *nagelflue* (pouding polygénique et calcaire), sorte d'agglomération compacte, composée de gypse fibreux, de marne, et de chaux.

La chaux des Alpes, qui constitue la masse de la haute montagne, est généralement très-compacte; elle offre des couleurs diverses et des couches distinctes et contient une

[1] Ceux de mes lecteurs qui désireraient l'exacte mesure tant des montagnes que des lacs la trouveront dans la table annexée à la carte que nous donnons à la fin du livre.

grande quantité de pétrifications, telles que trochites, nautilites, ammonites, pectinites, etc. Cette formation, la plus répandue, la quelle se trouve surtout près de Hallstadt, approche par conséquent beaucoup de celle du Jura, dite terrain *jurassique*. Mais on en trouve aussi une espèce granulaire (dolomie) sans couches et sans pétrifications. Les couches du premier ordre se présentent du reste encore entremêlées çà et là de grès calcaire et schisteux, ainsi que de marne argileuse, de schiste argileux, etc. À mesure que la pierre calcaire atteint les régions plus basses, essentiellement composées de sable, elle devient naturellement elle-même de plus en plus sablonneuse, et se montre plus enrichie des dites pétrifications. Il en est de même des couches marneuses. Aussi trouve-t-on que les grès marneux occupent surtout les couches inférieures des montagnes et qu'ils suivent alors les mines de sel gemme, entremêlés çà et là de gypse et de chaux. C'est ce qu'on peut observer surtout dans les salines de Hallstadt, où, par cette espèce d'enveloppe, le sel est préservé de l'action de l'eau, ainsi que dans les couches calcaires qui s'offrent à la vue dans la plaine. — Plus la montagne s'abaisse, plus la chaux se lie au grès, plus elle se transforme en cette sorte d'agglomération, dont nous venons de parler, jusqu'à ce qu'enfin (dans la plaine et au N. de Gmunden) elle fait place à une espèce de grès bleuâtre et micacé, mêlé de marne (*Schlier*); mélange très-efficace pour l'amendement du sol.

Après avoir ainsi considéré la nature pierreuse du territoire, il importe de faire connaître la végétation qu'il développe et la manière dont les végétaux sont distribués aux différentes hauteurs du terrain.

Il suffit de jeter un coup d'œil sur les prairies émaillées de fleurs et sur les forêts qui couvrent le terrain du Salzkammergut pour se convaincre déjà au premier abord de la grande richesse de sa végétation; or on en pourra d'autant mieux juger, si nous ajouterons que le chiffre seul des végétaux phanérogames, tels qu'ils se trouvent jusqu'à présent, s'élève à près de 1340 et qu'on compte parmi eux environ 240 plantes alpines et subalpines. Nous avons seulement à regretter que les fougères et les mousses, qui comprennent de même une grande partie de la végétation du pays, n'aient pas encore été assez recherchées, pour que nous puissions indiquer le chiffre de leurs espèces; ce qu'il faut dire aussi à l'égard des lichens et des algues, qui du reste, étant ordinairement liés au schiste et au granit, se présentent beaucoup moins nombreux dans notre district montagneux. Bornons-nous en attendant à la liste des phanérogames [1]), et remarquons que les végétaux qui ne se lient ordinairement qu'à la chaux et qui par conséquent sont très-caractéristiques par rapport au sol calcaire, en comprennent un assez grand nombre [2]); de sorte que l'opinion émise par les géologues et les botanistes les plus célèbres, que c'est par la nature et l'apparence des végétaux que l'on peut à peu près juger de la qualité du sol dont ils tirent leurs principes nutritifs, se confirme donc aussi dans notre contrée montagneuse. Voici la liste alphabétique des noms des plantes.

A.

ACER (*érable*) campestre, platanoïdes, Pseudoplatanus.

ACHILLAEA (*Achée*) atrata, Millefolium fl. rubro, setacea.

ACONITUM (*-it*) Anthora, Cammarum, Lycoctonum, neomontanum.

ADONIS (*-ide*) autumnalis, vernalis.

AEGOPODIUM Podagraria.

---

[1]) Nous l'empruntons à l'excellent guide (allemand) de Mr. Weidmann.

[2]) Nous en donnons les noms à la fin de la liste.

AETHUSA Cynapium.
AGRIMONIA (*aigremoine*) Eupatoria.
AGROSTIS (*-tide*) alba, pauciflora, vulgaris.
AIRA (*canche*) aquatica, caryophyllea, caespitosa, cristata, flexuosa, subspicata.
AJUGA (*bugle*) alpina, chamaepitys, pyramidalis, reptans.
ALCHEMILLA alpina, aphanes, arvensis.
ALISMA (*plantain d'eau*) Plantago.
ALLIUM (*ail*) angulosum, flavum, rotundum, senescens, vineale.
ALNUS (*aune*) glutinosa, incana, oblongata.
ALOPECURUS (*vulpin*) geniculatus, pratensis.
ALSINE media, viscosa.
ALTHAEA (*guimauve*) cannabina.
ALYSSUM (*corbeille d'or*) incanum, montanum, alpestre, saxatile.
AMARANTHUS Blithum.
ANAGALLIS (*mouron*) arvensis, tenella.
ANCHUSA (*buglosse*) angustifolia, officinalis.
ANDROPOGON (*barbon*) Ischaemum.
ANDROMEDA polifolia.
ANDROSACE (*-selle*) elongata, maxima, villosa.
ANEMONE Pulsatilla, narcissiflora, nemorosa, pratensis, sulfurea, sylvestris.

ANGELICA (*gélique*) sylvestris, verticillatis.
ANTHEMIS (*camomille*) alpina, arvensis, cotula.
ANTHYLLIS montana.
ANTIRRHINUM (*muflier*) alpinum, arvense, genistifolium, Linaria, spurium.
APARGIA alpina, autumnalis, dubia, hastilis, incana.
AQUILEGIA vulgaris.
ARABIS (*-bette*) alpina, bellidifolia, cranziana, hispida, nutans, turrita.
ARBUTUS (*-bousier*) alpina, Uva ursi.
ARCTIUM (*bardane*) Bardana, Lappa.
ARENARIA austriaca, bavarica, fasciculata, laricifolia, liniflora, multicaulis, recurva, rubra, serpyllifolia, tenuifolia, verna.
ARNICA (*-nique*) bellidiastrum, Doronicum, montana, glacialis.
ARTEMISIA (*armoise*) absinthium, campestris, vulgaris.
ARUM (*gouet*) maculatum.
ARUNDO (*roseau*) phragmites, pseudophragmites, Calamogrostis, epigeios, sylvatica, acutiflora, varia.
ASCLEPIAS (*-ade*) Vincetoxicum.
ASPERUGO (*râpette*) procumbens.
ASPERULA (*-pérute*) arvensis.
ASTER alpinus, Amellus.

ASTRAGALUS (*-gale*) montanus, onobrychis.

ATHAMANTA cervaria, Oreoselinum.

ATRAGENE alpina.

ATRIPLEX (*arroche*) hastata, hortensis.

ATROPA (*belladonne*) Belladonna.

AVENA (*avoine*) alpestris, fatua, flavescens, pratensis, pubescens, sativa, sempervivens, strigosa.

AZALEA procumbens.

B.

BALLOTA (*-lote*) nigra.

BARTSIA alpina.

BELLIS (*pâquerette*) perennis.

BERBERIS (*épine-vinette*) vulgaris.

BETA (*poirée ou bette*) vulgaris.

BETONICA (*bétoine*) officinalis.

BETULA (*bouleau*) alba, fruticosa, ovata, pendula, pubescens

BIDENS (*-dent*) cernua, tripartita.

BORAGO (*bourrache*) officinalis.

BRASSICA (*chou*) campestris, Erucastrum, orientalis.

BRIZA (*amourette*) media, minor.

BROMUS (*brome*) arvensis, asper, erectus, giganteus, inermis, mollis, racemosus, secalinus, Squarrosus sterilis, tectorum.

BRYONIA (*bryone*) dioica.

BUPHTALMUM salicifolium.

BUPLEURUM (*-plèvre*) rotundifolium.

BUTOMUS umbellatus.

C.

CACALIA alpina.

CALENDULA (*souci*) officinalis.

CALLA (*aroïde*) palustris.

CALLITRICHE (*trique*) autumnalis.

CALTHA (*populage*) palustris.

CAMPANULA alpina, barbata, Cervicaria, glomerata, linifolia, patula, persicifolia, pulla, pusilla, pubescens, rapunculoides, rotundifolia, rhomboidales, sibirica, Speculum, Trachelium.

CANNABIS (*chanvre*) sativa.

CARDAMINE alpina, amara, hirsuta, resedifolia, trifolia.

CARDUUS (*chardon*) crispus, personatus.

CAREX (*laiche*) acuta, alpestris, atrata, brizoides, cespitosa, collina, digitata, elongata, ferruginea, flava, hirta, limosa, muricata, nemorosa, paludosa, palescens, praecox, pseudocyperus, recurva, riparia, Schreberi, sylvatica, teretiuscula, vesicaria, vulpina, davalliana, leporina, clandestina, ornithopoda, brachistachys, gynobosis, capillaris.

CARLINA vulgaris.

CARPINUS (*charme*) betulus.

CARUM (*carvi*) carvi.

CAUCALIS Anthriscus, grandiflora, latifolia.

CENTAUREA (*-taurée*) austriaca, Cyanus, jacea, nigra, paniculata, phrygia, scabiosa.

CERASTIUM (*-aste*) alpinum, aquaticum, arvense, viscosum, vulgatum.

CERATOPHILLUM demersum, submersum.

CERINTHE minor.

CHAEROPHYLLUM (*cerfeuil*) aromaticum, bulbosum, hirsutum, sylvestre, temulum.

CHARA flexilis, hispida, intricata, vulgaris.

CHEIRANTHUS (*giroflée*) erysimoides.

CHELIDONIUM (*-doine*) majus.

CHENOPODIUM (*patte-d'oie ou anserine*) album, bonus Henricus, glaucum, hybridum, murale, urbicum viride, vulvaria.

CHERLERIA sedoides.

CHIRONIA centaureum, inaperta.

CHLORA perfoliata.

CHONDRILLA (*-drille*) juncea.

CHRYSANTHEMUM (*-thème*) leucanthemum, montanum.

CHRYSOCOMA (*-come*) Linosyris.

CHRISOSPLENIUM (*dorine*) alternifolium.

CICHORIUM intybus.

CICER (*pois chiche*) lens.

CICUTA (*ciguë*) virosa.

CINERARIA (*-néraire*) alpina, cordifolia, longifolia, palustris.

CIRCAEA (*-cée*) alpina, lutetiana.

CISTUS helianthemum, oelandicus, serpyillifolia.

CLADIUM germanicum.

CLEMATIS (*-tide*) erecta, vitalba.

CLINOPODIUM vulgare.

CNICUS acaulis, canus, eriophorus, Erisithales, lanceolatus, oleraceus, palustris, rivularis, salisburgensis, spinosissimus, tuberosus.

COCHLEARIA Draba.

COLCHICUM autumnale.

CONIUM (*grande cigue*) maculatum.

CONVALLARIA (*muguet*) latifolia.

CONVOLVULUS (*liseron*) arvensis, sepium.

CONYZA squarrosa.

CORNUS (*cornouiller*) mascula.

CORONILLA (*-nille*) coronata, Emerus, varia.

CORYLUS (*coudrier*) Avellana.

CRATAEGUS (*alisier*) monogyna, Oxyacantha.

CREPIS (*-pide*) aspargoides, biennis, foetida, tectorum.

CROCUS (*safran*) vernus.

CUCUBALUS (*béhen*) Behen.

CUSCUTA (*-cute*) europaea.

CYMBIDIUM corallorhizon.

CYNOGLOSSUM (*-glosse*) officinale.

CYNOSURUS (*-sure*) cristatus.

CYPERUS (*souchet*) flavescens, fuscus.
CYTISUS (*-tise*) austriacus, capitatus, Laburnum, supinus.

D.

DACTYLIS glomerata.
DAPHNE Cneorum, laureola.
DATURA (*stramoine*) Stramonium.
DAUCUS (*carotte*) Carota.
DELPHINIUM (*dauphinelle ou pied d'alouette*) consolida.
DENTARIA bulbosa, eneaphylla.
DIANTHUS (*oeillet*) alpinus, Armeria, Carthusianorum, plumarius, prolifer, superbus.
DIGITALIS (*-tale*) ambigua, purpurascens.
DIGITARIA cholonifera.
DIPSACUS (*cardère*) laciniatus, pilosus, silvestris.
DORONICUM austriacum, Pardalianches, scorpioides.
DORYCNIUM herbaceum.
DRABA (*drave*) alpina, stellata, verna.
DROSERA (*rossolis*) rotundifolia.

E.

ECHIUM vulgare.
ELATINE alsinastrum.
ELYMUS europaeus.
ELYNA spicata.
EMPETRUM (*camarine*) nigrum.
EPILOBIUM (*-lobe*) angustifolium, hirsutum, montanum, palustre, tetragonum.

EPIPACTIS (*-tide*) latifolia, nidus avis, ovata, pallens, palustris, rubra.
ERICA (*bruyère*) herbacea, vulgaris.
ERIGERON alpinum, acre, canadense.
ERIOPHORUM (*linaigrette*) alpinum, angustifolium, cespitosum, capitatum, latifolium, triquetrum.
ERODIUM (*-dier*) cicutarium.
ERVUM (*ers, lentille*) hirsutum.
ERYNGIUM (*panicaut*) alpinum, campestre.
ERYSIMUM (*vélar*) alliaria, Barbarea, cheiranthoides, officinale, repandum.
EVONYMUS europaeus, latifolius.
EUPATORIUM (*-toire*) cannabinum.
EUPHORBIA (*-phorbe*) angulata, diffusa, dulcis, esula, exigua, falcata, helioscopia, palustris, peplus, pilosa, platyphyllos, saxatilis, verrucosa.
EUPHRASIA lutea, odontites, oficinalis, salisburgensis.

F.

FEDIA dentata, olitoria.
FESTUCA (*fétuque*) duriuscula, elatior, ovina, pallens, pinnata, pumila, rubra, sylvatica.
FLUVIALIS minor.
FRAGARIA (*fraisier*) Aerilis, vesca.

FRAXINUS (*frêne*) excelsior.
FUMARIA (*fumeterre*) officinalis.

G.

GALANTHUS(*perce-neige*) nivalis.
GALEGA (*lavanèze*) officinalis.
GALEOPSIS cannabina, grandiflora, Ladanum, Tetrahit, versicolor.
GALIUM (*gaillet ou caille-lait*) aristatum, aparine, Bacconi, boreale, glaucum Mollugo, montanum, palustre, rotundifolium, scabrum, sylvaticum, uliginosum, vernum.
GENISTA (*genêt*) germanica, pilosa, tinctoria.
GENTIANA (*-tiane*) acaulis, amarella, asclepiadeia, bavarica, campestris, ciliata, germanica, nivalis, pannonica, Pneumonanthe, uniflora, nana, punctata, utriculosa.
GERANIUM dissectum molle, palustre phaeum, pratense, reflexum, robertianum, rotundifolium, sanguineum, sylvaticum.
GEUM (*benoite*) montanum, nivale, urbanum.
GLADIOLUS (*glaïeul*) communis.
GLECHOMA (*lierre terrestre*) hederacea.
GLOBULARIA (*-laire*) vulgaris.
GNAPHALIUM (*immortelle*) arenarium arvense, dioicum, germanicum, Leontopodium mon-

tanum, rectum, supinum, sylvaticum, uliginosum.
GRATIOLA (*-tiole*) officinalis.
GYPSOPHILA (*-phile*) muralis.

H.

HEDERA (*lierre*) Helix.
HEDYSARUM (*sainfoin*) obscurum, Onsbrychis.
HELLEBORUS (*hellébore*) hyomalis, niger, viridis.
HELMINTHIA (*-tie*) echioides.
HELONIAS borealis.
HERACLEUM (*berce*) angustifolium, flavescens, Sphondylium.
HERNIARIA (*herniole*) glabra.
HESPERIS (*julienne*) inodora, matronalis.
HIERACIUM (*épervière*) alpestre, aureum, angustifolium, aurantiacum, Chondryloides, austriacum, dubium, grandiflorum, humile, molle, montanum, murorum, Pilosella, praemorsum, pumilum, pyrenaicum, spicatum.
HIPPURIS (*pesse*) vulgaris.
HOLCUS avenaceus, australis, lanatus, mollis.
HOLOSTEUM umbellatum.
HORDEUM (*orge*) murinum.
HOTTONIA (*plumeau*) palustris.
HYACINTHUS (*jacinthe*) ramosus, racemosus.
HYDROCHARIS (*morène*) morsus ranae.

HYOSCYAMUS (*jusquiame*) niger.

HYPERICUM (*millepertuis*) barbatum, hirsutum, humifusum, montanum, perforatum.

HYPOCHOERIS (*porcelle*) glabra, maculata.

HYSSOPUS (*-sope*) officinalis.

I.

JASIONE montana.

IBERIS (*-ride*) rotundifolia, nudicaulis.

ILLECEBRUM (*illécèbre*) verticillatum.

ILEX (*houx*) aquifolium.

IMPATIENS (*balsamine*) Noli tangere.

IMPERATORIUM (*toire*) Ostruthium.

INULA (*aunée*) britannica, dysenterica, germanica, Helenium, hirta, pulicaria, salicina.

IRIS germanica, graminea, Pseudocorus, pumila, sibirica.

ISOPYRUM thalictroides.

JUNCUS (*jonc*) albidus, articulatus, bufonius, bulbosus, conglomeratus, effusus, filiformis, Jacquini, maximus, nemorosus, niveus, pilosus, spadiceus, sylvaticus, Tenageja, trifidus, triglumis.

JUNIPERUS (*genevrier*) communis, montana, Sabina.

L.

LACTUCA (*laitue*) saligna, sativa, scariola.

LAMIUM (*-mier*) album, amplexicaule, maculatum, purpureum.

LAPSANA (*-psane*) communis, pusilla.

LASERPITIUM (*laser*) aquilegifolium

LATHRAEA squammaria.

LATHYRUS (*gesse*) palustris, pratensis, sativus, sylvestris, tuberosus.

LEMNA (*lentille d'eau*) gibba, minor, polyrrhiza.

LEONURUS (*cardiaque*) cardiaca, Galeobdolon, Marrubiastrum.

LEPIDIUM (*passerage*) perfoliatum, petraeum, ruderale, sativum.

LEUCOJUM aestivum.

LIGUSTRUM (*troène*) vulgare.

LILIUM (*lis*) bulbiferum, martagon.

LIMODORUM (*-dore*) abortivum, Epipogium.

LIMOSELLA (*-selle*) aquatica.

LINUM (*lin*) alpinum, austriacum, catharticum, tenuifolium, usitatissimum.

LITTORELLA (*plantain de moine*) lacustris.

LITHOSPERMUM (*grémil*) arvense, officinale, purpureo-coeruleum.

LOLIUM (*ivraie*) perenne, tenulentum.

LONICERA (*chèvrefeuille*) alpigena, Caprifolium, nigra, Xylosteum.

LOTUS (-*tier*) canniculatus, siliquosus.
LUNARIA (-*naire*) rediviva.
LYCHNIS (*lampette*) divica (diurna et nocturna), flos cuculi, viscaria.
LYCOPUS (-*cope*) europaeus.
LYCOPSIS (-*side*) arvensis, pulla, vesicaria.
LYSIMACHIA (-*maque*) nemorum, Nummularia, punctata, vulgaris.
LYTHRUM (*salicaire*) Salicaria, virgatum.

M.

MALAXIS (-*xide*) paludosa.
MALVA (*mauve*) rotundifolia, sylvestris, Alcea.
MARRUBIUM (-*rube*) vulgare.
MATRICARIA (-*caire*) Chamomilla.
MEDICAGO (*luzerne*) falcata, lupulina, minima, sativa.
MELAMPYRUM (-*pyre*) arvense, nemorosum, pratense, sylvaticum.
MELICA (-*lique*) celiata, nutans, uniflora.
MELISSA (*mélisse*) calamintha, Nepeta.
MEUM anethifolium.
MELLITTIS Melissophylum.
MENTHA (-*the*) aquatica, arvensis, nemorosa, Pulegium, sylvestris, viridis.
MENIANTHES (-*the*) trifoliata.

MERCURIALIS (-*riate*) annua.
MESPILUS (*néflier*) Cotoneaster, germanica.
MILIUM (*millet*) effusum.
MOEHRINGIA muscosa.
MONOTROPA(*sucépin*)Hypopitys.
MONTIA fontana.
MYAGRUM dentatum, paniculatum, perfoliatum, sativum, saxatile.
MYOSOTIS arvensis, Lappula, scorpioides.
MYRIOPYELUM (*volant d'eau*)spicatum, verticillatum.

N.

NARCISSUS (-*cisse*) poëticus.
NARDUS (*nard*) stricta.
NEOTTIA repens, spiralis.
NEPETA (*cataire*) Cataria.
NIGELLA (*nielle*) arvensis.
NYMPHAEA(*nénuphar*)alba,lutea.

O.

OENANTHE fistulosa, pimpinelloides.
OENOTHERA biennis.
ONONIS (*arrête-boeuf*) spinosa.
ONOPORDUM(-*porde*)Acanthium.
OPHRYS alpina, arachnites, monorchys, myodes.
ORCHIS albida, bifolia, conopsea, coriophora, fusca, globosa, hircina, latifolia, maculata, mascula, militaris, Morio, nigra, odoratissima, Ornithis, pallens, palustris, pyramidalis, Sam-

bucina, ustulata, variegata, viridis.

ORIGANUM (*-gan*) vulgare.

ORNITHOGALUM (*-gale*) luteum, minimum, nutans, umbellatum.

OROBANCHE coerulea, major, caryophyllacae.

OROBUS (*-robe*) albus, niger.

OXALIS (*-lide*) montana.

P.

PANICUM (*-nic*) Crus-galli, glaucum, miliacum, verticillatum, viride.

PAPAVER (*pavot*) alpinum, Argemone, hybridum, Rhoeas, somniferum.

PARIETARIA (*-riétaire*) officinalis

PARIS (*-risette*) quadrifolia.

PARNASSIA (*-ssie*) palustris.

PASTINACA (*panais*) sativa.

PEDICULARIS (*-laire*) acaulis, carolinum, flammea, foliosa, palustris, rostrata, sylvatica, sceptrum, verticillata.

PELTARIA (*-taire*) alliacea.

PEPLIS (*péplide*) portula.

PEUCEDANUM (*peucédan*) officinale, Silaus.

PHACA frigida.

PHALARIS (*alpiste*) arundinacea.

PHELLANDRIUM aquaticum, Mutellina.

PHLEUM (*fléau*) alpinum, Böhmeri, Gerardi, pratense.

PHYSALIS Alkekengi.

PHYTEUMA (*raponcule*) hemisphaericum, orbiculare, pauciflorum, spicatum.

PICRIS (*-ride*) hieracoides.

PIMPINELLA (*boucage*) dissecta, magna, nigra, saxifraga.

PINGUICULA (*grossette*) alpina, vulgaris.

PINUS (*pin*) abies, cembra, larix, picea, pumilio, nigricans, sylvestris.

PISUM (*pois*) arvense.

PLANTAGO (*plantain*) lanceolata, major, maritima, media, Psyllium.

POA (*paturin*) alpina, annua, aquatica, bulbosa, compressa, decumbens, disticha, Eragrostis, fluitans, nemoralis, pratensis, serotina, sudetica, supina, trivialis.

POLEMONIUM coeruleum.

POLYCNEMUM arvense.

POLYGALA amara, major, vulgaris.

POLYGONUM amphibium, aviculare, Bistorta, Convolvulus, dumetorum, phagopyrum, Hydropiper, minus, Persicaria, viviparum.

POPULUS (*peuplier*) alba, nigra, tremula.

PORTULACCA (*pourpier*) oleracea.

POTAMOGETON (*potamot*) compressum, crispum, densum, fluitans, gramineum, hetero-

phyllum, lucens, natans, pecti-
natum, perfoliatum, pusillum.
POTENTILLA (*-tille*) alba, anse-
rina, argentea, aurea, Braunia-
na, grandiflora, hirta, interme-
dia, opaca, pilosa, recta, reptans, rupestris, supina, verna.
PRENANTHES (*prénanthe*) muralis, purpurea.
PRIMULA (*primerère*) auricula,
elatior, farinosa, integrifolia,
minima, veris.
PRUNELLA (*-nelle*) vulgaris.
PRUNUS (*-nier*) avium, Cerasus,
Chamaecerasus, domestica, in-
sititia, Mahaleb, Padus, spinosa.
PULMONARIA (*-naire*) angustifolia, officinalis.
PYRETRUM alpinum, corymbo-
sum, Halleri, inodorum.
PYROLA (*-role*) minor, secunda,
umbellata, uniflora.
PYRUS (*poirier*) Amelanchier,
communis, Malus, nivalis, tor-
minalis.

Q.

QUERCUS (*chêne*) pedunculata,
Robur.

R.

RANUNCULUS (*renoncule*) aconi-
tifolius, acris, alpestris, aquati-
lis, arvensis, auricomus, bulbosus, Ficaria, flammula, flu-
viatilis, lanuginosus, Lingua,
montanus, Philonitis, reptans,
rutaefolius, nivalis, sceleratus,
Thora.
RAPHANUS (*raifort*) Rhaphanis-
trum.
RESEDA lutea, Luteola, Phyteuma.
RHAMNUS (*nerprun*) catharticus,
Frangula.
RHINANTHUS (*cocrète*) Crista gal-
li, major et minor.
RHODIOLA (*-diole*) rosea.
RHODODENDRON (*rosage*) ferru-
gineum.
RHUS (*sumac*) Cotinus.
RIBES alpinum, rubrum, uva
crispa.
ROSA (*-sier*) alpina, arvensis,
canina, cinamomea, montana,
pimpinellifolia, rubiginosa, ru-
bifolia, spinossima.
RUBUS caesius, fructicosus, idaeus.
RUMEX (*oseille*) acetosa, aceto-
sella, acutus, alpinus, crispus,
Hydrolapathum, obtusifolius,
pulcher.

S.

SAGINA (*-gine*) procumbens.
SAGITTARIA (*-taire*) sagittifolia.
SALICORNIA herbacea.
SALIX (*saule*) acuminata, alba,
amygdalina, arbuscula, aurita,
bigemmis, caprea, fissa, herbacea, incana, mollissima, Helix,
Myrsinites, reticulata, retusa,
rosmarinifolia, triandra, vimi-
nalis, vitellina.

SAMBUCUS (*sureau*) Ebulus, nigra, racemosa.
SAMOLUS (*-mol*) Valerandi.
SANGUISORBA (*-sorbe*) officinalis.
SANICULA (*sanicle*) europaea.
SAPONARIA (*-naire*) officinalis.
SAXIFRAGA (*-frage*) androsacea, autumnalis, cespitosa, Cotyledon, granulata, petraea, rotundifolia, stellaris, tridactilides.
SCABIOSA (*-bieuse*) arvensis, columbaria, ochroleuca, succissa, sylvatica.
SCANDIX anthriscus, Cerefolium.
SCHOENUS (*choin*) albus, fuscus.
SCIRPUS (*scirpe*) avicularis, caricis, cespitosus, lacustris, ovatus, palustris, radicans, setaceus, sylvaticus, triqueter.
SCLERANTHUS (*scléranthe*) perennis.
SCORZONERA (*-sonère*) angustifolia, humilis, laciniata.
SCROPHULARIA (*-laire*) aquatica, nodosa.
SCUTELLARIA (*-laire*) galericulata, hastifolia.
SEDUM acre, album, atratum, saxatile, Telephium, rupestre.
SELINUM (*selin*) austriacum, Carvifolia, palustre.
SEMPERVIVUM (*joubarbe*) hirsutum.
SENECIO (*seneçon*) aquaticus, Doria, Jacobaea, nemorensis,

paludosus, saracenicus, sylvaticus, viscosus, vulgaris.
SERRATULA (*sarrette*) arvensis, pigmaea, tinctoria.
SESELI (*séséli*) annuum, glaucum, Hippomarathrum.
SIBBALDIA procumbens.
SILENE (*silène*) acaulis, alpestris, baccifera, conica, nutans, rupestris.
SINAPIS (*moutarde*) arvensis.
SISYMBRIUM (*cresson*) amphibium, arenosum, Columnae, Iris, Loeselii, murale, Nasturtium, palustre.
SOPHIA strictissimum, sylvestre.
SIUM (*berle*) valcaria, latifolium, repens.
SOLANUM (*morèlle*) Dulcamara, nigrum et villosum.
SOLDANELLA (*-nelle*) alpina.
SOLIDAGO (*verge d'or*) alpestris, virgaurea.
SONCHUS (*laiteron*) alpinus, arvensis, oleraceus, palustris.
SORBUS (*-bier*) aucuparia, domestica.
SPARGANIUM (*ruban-d'eau*) natans, ramosum, simplex.
SPERGULA (*spargoute*) arvensis, nodosa.
SPIRAEA (*-rée*) aruncus, Filipendula, Ulmaria.
STACHYS alpina, annua, arvensis, germanica, palustris, recta, sylvatica.

STATICE armeria.
STELLARIA (*-laire*) alsine, bullo-
ra, graminea, Holostea, nemo-
rum.
STIPA capillata, pennata.
SYMPHYTUM (*consoude*) offici-
nale, tuberosum.
SYNTHERISMA (*germandrée*) gla-
brum, vulgare.
SYRINGA (*lilas*) vulgaris.

T.

TAMARIX germanica.
TANACETUM (*tanaisie*) vulgare.
TEUCRIUM Botrys, Scordium,
Scorodonia, supinum.
THALICTRUM (*pigamon*) angusti-
folium, aquilegifolium, majus,
minus, nigricans.
THESIUM (*thésion*) alpinum, Lino-
phyllum.
THLASPI alliaceum, alpestre, ar-
vense, Bursa pastoris, monta-
num, perfoliatum.
THRINCIA hirta.
THYMUS (*thym*) Acinos, alpinus,
Serpyllum.
TILIA (*tilleul*) europaea.
TILLAEA (*-lée*) aquatica.
TORDYLIUM (*-dyle*) maximum.
TORMENTILLA (*-tille*) erecta.
TOZZIA alpina.
TRAGOPOGON (*salsifis*) major,
pratensis.
TRAPA (*macre*) natans.
TRIFOLIUM (*trèfle*) agrarium, al-

pestre, flexuosum, fragiferum,
hybridum, montanum, pratense,
procumbens, repens, rubens.
TRIGLOCHIN palustre.
TRITICUM (*froment*) caninum,
repens.
TROLLIUS europaeus.
TURRITIS alpina, glabra, hirsuta.
TUSSILAGO (*-lage*) alpina, dis-
color, farfara, Petasites.
TYPHA (*massette*) angustifolia,
latifolia.

U.

ULMUS (*orme*) campestris, sube-
rosa.
URTICA (*ortie*) dioica, urens.
UTRICULARIA (*-laire*) vulgaris.

V.

VACCINIUM (*airelle*) myrtillus,
Vitis idaea, Oxycoccos, uliginosum.
VAILLANTIA (*croisette*) Aparine,
cruciata, glabra.
VALERIANA (*valériane*) dioica,
elongata, montana, officinalis,
tripteris.
VERATRUM (*vératre*) album, nigrum.
VERBASCUM (*molène*) Blattaria,
nigrum, phoeniceum, Thapsus,
thapsoides.
VERBENA (*verveine*) officinalis.
VERONICA (*-nique*) acinifolia,
agrestis, alpina, Anagallis, aphyl-
la, arvensis, Beccabunga, dentata, bellidioides, Chamaedrys,

hederaefolia, hybrida, latifolia, longifolia, montana, officinalis, saxatalis, scutellata, serphyllifolia, spicata, triphylla, urticaefolia, verna

VIBURNUM (*viorne*) opulus.

VICIA (*vesce*) angustifolia, Cracca, dumetorum, pisiformis, sativa, sepium, sylvatica, villosa.

VINCA (*pervenche*) minor.

VIOLA (*-lette*) alpina, biflora, canina, hirta, mirabilis, montana, odorata, tricolor.

VISCUM (*gui*) album.

X.

XANTHIUM strumarium.

Noms des Plantes calcaires:

ACHILLEA Clavenae.

ALLIUM victorialis.

ANDROSACE chamaejasmae, lactea.

ANEMONE hepatica.

ANTHERICUM ramosum.

ANTHYLLIS vulneraria.

ARABIS alpina.

ASPERULA cynanchica, odorata.

ASTRANTIA major.

BISCUTELLA laevigata.

CACALIA albifrons.

CARDUUS defloratus.

CAREX alba, firma.

CARLINA acaulis.

CENTAUREA montana.

CHRYSANTHEMUM atratum.

CONVALLARIA majalis, multiflora, Polygonatum, verticillata.

CORNUS sanguinea.

CYCLAMEN europaeum.

CYPRIPEDIUM calceolus.

DAPHNE Mezereum.

DRABA aizoides.

DRYAS octopetala.

EPIPACTIS ensifolia.

EUPHORBIA Cyparissias.

FAGUS sylvatica.

GENTIANA cruciata, verna.

GLOBULARIA cordifolia, nudicaulis.

GYPSOPHILA repens, saxifraga.

HIERACIUM saxatile, umbellatum, villosum.

HYPOCHOERIS helvetica.

LASERPITIUM Siler.

LEONTODON taraxacum.

LEPIDIUM alpinum.

LONICERA coerulea.

MELILOTUS officinalis.

OROBUS vernus.

PEDICULARIS incarnata.

PHLEUM Michelii.

PLANTAGO alpina.

POLYGALA Chamaebuxus.

POTENTILLA caulescens.

POTERIUM sanguisorba.

PRUNELLA grandiflora.

PYRUS Aria, chamaemespilus.

RHAMNUS saxatilis.

RHODODENDRON chamaecistus, | SERRATULA alpina.
hirsutum. | SESLERIA coerulea.
RUBUS saxatilis. | SILENE pumilis.
SALIX herbacea. | STAPHYLEA pinnata.
SAXIFRAGA aizoon, bryoides, | TAXUS baccata.
Burseriana, caesia, mutata, | TEUCRIUM Chamaedrys, monta-
sedoides. | num.
SCILLA bifolia. | TUSSILAGO nivea.
SENECIO abrotanifolius, doroni- | VALERIANA saxatilis, supina.
cum. | VIBURNUM Lantana.

Après avoir nommé les plantes, qui se trouvent dans notre district montagneux, occupons-nous maintenant de l'apparence de la végétation et de sa nature sur les divers points du terrain. Le célèbre géologue Zahlbruckner, qui s'est occupé de cet objet avec tout le zèle et toute l'ardeur d'un savant, a jugé essentiel de distinguer les régions suivantes au nombre de six :

1° *Région des plaines* (de 300 à 1170 pieds au dessus de la mer). Le sol y est très-propre à la culture des céréales, de la vigne, et des fruits. Le peuplier, le hêtre, et le chêne, s'y succèdent l'un après l'autre, et bornent cette région. Le territoire du Salzkammergut ne s'élevant à sa limite extrême du nord, près du lac de Gmunden, qu'à 1128 pieds, on ne sera point surpris d'y rencontrer encore çà et là les arbres cités, bien qu'à cette hauteur il participe déjà plus de la nature végétale du sol qui convient à la région suivante.

2° *Région moyenne* (de 1170 à 2430 pieds). Elle se montre couverte de forêts et de prairies. Le sol ne s'y prête plus à la culture ininterrompue des céréales que jusqu'à la hauteur de 1278 pieds, et elles ne réussissent dans les contrées plus hautes qu'au moyen d'excellents engrais.

Comme, à proportion que le sol s'élève, il se montre plus favorable à l'accroissement des herbes et à la formation des prairies, on laisse subsister celles-ci, tant que le sol n'en paraît pas épuisé (de 4 — 6 — 8 années). Au bout de ce temps, on laboure ces prairies et on les sème de blé, ce qui se fait ordinairement par deux années de suite avec assez de succès, et de cette manière on en tire tout le parti possible, tant en fourrage qu'en céréales. Plus le terrain monte, plus les fruits se perdent. Parmi les arbres qui se montrent dans cette zone on voit encore de temps en temps le hêtre et le chêne; puis viennent le sapin rouge, l'érable de montagne, le mélèze, le pin noir (le plus caractéristique). Les prairies des montagnes sont toutes couvertes d'une riche végétation; les plus belles graminées du genre *aquilégia;* des renonculacées, des caryophyllées, des ombellifères, des orchidées.

3° *Région des montagnes plus élevées et de la haute montagne* (de 2480 à 4080 pieds). La terre ne s'y montre plus propre du tout ni à la culture des céréales ni à celle des fruits. Le sapin rouge et le pin sont les arbres prédominants. Plus on avance, plus la nature prend un aspect triste et sombre, plus la terre se montre stérile et terne. Les arbres font place aux arbrisseaux alpins; on ne rencontre plus que le groseiller, le framboisier, l'airelle rouge, le chèvrefeuille, la pyrole, le rhododendron.

4° *Région alpestre inférieure* (de 4080 à 5240 p.). Dans cette zone on ne trouve plus que le pin nain (*pinus pumilio*), une espèce de bouleau (*betula ovata*), de saules herbacés, le rhododendron. Les prairies alpestres gagnent en étendue.

5° *Région alpestre supérieure* (de 5240 à 6264 p.).

On n'y voit plus de bois; mais la végétation des plantes alpines s'y montre dans tout son éclat.

6° *Région des neiges éternelles.* Au dessus de la dernière ligne tracée ci-dessus règnent les neiges éternelles.

Toutefois, bien que les limites que nous venons d'indiquer, par rapport à la distribution des végétaux sur les divers points du territoire, soient assez exactes, — il ne faut pas oublier quelle influence exercent sur la productivité du sol la situation et la configuration locale.

Aussi il n'est pas jusqu'aux montagnards eux-mêmes qui ne sachent bien juger de la différence qu'il y a entre le côté septentrional et le côté méridional d'une montagne et qui ne comprennent pourquoi la végétation se montre plus abondante de celui-ci que de l'autre. Ajoutons encore que dans notre pays il y a des vallées qui, par la situation et la configuration de leurs montagnes, se trouvent à l'abri des violentes attaques du nord, et s'ouvrent aux rayons échauffants du midi, comme par exemple, la vallée d'Ischl, et on trouvera très-naturel que le sol s'y montre çà et là très-favorable à la culture des céréales, bien qu'il s'élève à près de 1500 p. au dessus de la mer [1].

C'est aussi par suite de la configuration favorable des montagnes et des vallées que le climat du Salzkammergut est beaucoup moins rude que dans d'autres contrées montagneuses situées sur la même hauteur géographique; bien plus, il devient même tout à fait doux dans les vallées ci-dessus mentionnées. C'est ce qui explique comment il se fait que, la neige à peine disparue dans ces vallées, la végétation

---

[1] on n'a, pour s'en persuader, qu'à visiter la ferme de Mr. Koch.

y pousse avec une vitesse incroyable et une richesse extraordinaire; c'est qu'alors les eaux arrosent partout un terrain calcaire - argileux , qui se trouve d'ailleurs sous
l'influence favorable des rayons échauffants du midi. Nous
trouverons encore l'occasion, pour ce qui concerne les rapports climatériques du pays, d'en parler en détail , quand
nous nous occuperons d'Ischl en particulier ; nous nous
bornerons ici à dire seulement quelques mots par rapport
aux *vents* qui se font sentir dans notre pays et à leurs influences.

Celui qui prédomine le plus dans nos contrées est le
vent d'O. N. O. C'est surtout en été qu'il se fait sentir,
tandis que c'est le vent du N. E. et du N. qui prédomine en
hiver. Celui-ci, froid et violent, se dirige vers Salzbourg et
rend l'air sec. Le vent du S., appelé *Foehn - Jauchwind*,
est reconnu pour amener de fréquentes pluies et cause de
désastreuses inondations, en fondant les neiges des montagnes. Le vent, nommé *Sunawind*, aux environs du lac
de Kammer (Attersee), est très-redouté, comme prédomi-
nant surtout au printemps, et endommageant ordinairement
les fleurs des fruits. Il s'annonce quelques jours d'avance
par un horizon jaunâtre. Le vent du S. O. S., connu sous
le nom de *Fichtauerwind*, est très-dangereux pour la navigation sur le lac de Gmunden. — Il est à remarquer encore
que c'est surtout sur le lac cité que ces différents changements atmosphériques sont le plus sensibles. Quand les
courants d'air se dirigent le matin et le soir du S. au N., a
midi et à minuit du N. au S., on a observé qu'il fait toujours
beau temps, tandis que leur moindre déviation suffit pour
produire un subit changement atmosphérique.

Si l'on a présent à l'esprit ce que nous venons de dire

touchant les rapports géognostiques du pays, les différences que son sol présente, l'abondance des eaux qui l'arrosent, sa configuration locale, et ce qui s'y rattache à l'égard des éléments climatériques, on n'en sentira que mieux l'évidence de ce que nous allons ajouter concernant *l'étendue* plus ou moins considérable des *terres cultivables du pays.* Voici ce que nous apprennent les recensements les plus récents :

Dans l'arrondissement de Wildenstein, le plus montagneux, elle n'embrasse guère plus de la moitié de la superficie totale du territoire ; c'est à dire, 33,541 jochs ; dans celui d'Ebensée, moins montagneux, mais encore assez resserré, elle en comprend un peu plus des deux tiers (24,144 j.) ; dans celui d'Ischl, enfin, dont les montagnes s'élèvent moins haut et dont la situation est en général un peu plus méridionale, presque tout le territoire est cultivé. C'est ainsi plus d'un tiers du domaine des salines (43,961 j.) qui n'est pas cultivable.

Poursuivons cet objet, par rapport à la distribution de la partie cultivée du territoire en *prairies, bois,* ou *terres labourables.* Voici ce que nous trouvons. Les prairies alpestres en occupent, dans l'arrondissement de Wildenstein, plus des deux tiers (27,930 j.) ; dans celui d'Ebensée, pas plus d'un vingtième (1579 j.) ; dans celui d'Ischl, les prairies tiennent encore moins de place. Mais, d'autre part, les bois offrent beaucoup plus d'étendue dans les deux derniers (surtout dans celui d'Ischl) que dans celui de Wildenstein (Halfstadt), où ils sont, à vrai dire, sans importance. On peut juger par là du peu d'espace qui reste pour les céréales ; ce que le fait statistique suivant établit d'une manière palpable. C'est qu'en 1842 le terrain du dit district n'a produit que

1500 minots [1]) de froment , 530 m. de blé , 80 m. d'orge,
1600 m. d'avoine. On comprendra aussi par là pourquoi
les terres labourables se vendent plus cher que celles des
prairies. Toutefois il y a tout lieu d'espérer que l'avoine
y pourrait prospérer davantage, si l'on apportait plus de
soins à sa culture, à en juger du moins par le succès
qu'obtiennent déjà quelques propriétaires d'Ischl, habiles à
tirer du sol le meilleur parti. D'ailleurs, si, d'un côté, le sol
n'est pas trop abondant en céréales, — vu qu'il est entre-
mêlé de pierres calcaires sablonneuses, qu'en outre la neige
fond bien tard dans certaines vallées profondes, et que les
gelées, fréquentes au printemps, nuisent naturellement beaucoup aux semences, — d'un autre côté, il offre en bois et
en prairies une étonnante richesse. Tandis que, comme on
l'a vu, la récolte du froment dans tous le pays n'est que de
1500 minots, la somme des foins et des regains s'élève à
170,000 quintaux, et celle du bois à 70,000 brasses.

D'après ce que nous venons de dire, on serait bien
disposé à croire que le pays offre assez de *ressources* pour
suffire à la subsistance des paysans. Pourtant il n'en est pas
ainsi, et nous allons tout de suite en voir la raison. Le sol
pourrait aisément fournir à l'entretien d'un grand nombre
de bêtes, telles que bœufs, vaches, chèvres, chevaux, brebis. Ce ne sont pas les pâturages qui manquent. Il y a les
chaumes, situés au sommet des hautes montagnes, où l'on
conduit l'été les bêtes à grosses cornes, — et les pâcages,
situés au pied des montagnes, où l'on fait paître les troupeaux au printemps, jusqu'à la fonte des neiges dans la
haute montagne. Or le nombre des propriétaires est peu

---

[1]) Voir la Table de réduction.

considérable, attendu que la plus grande partie du territoire appartient au gouvernement et que celle-là n'est guère plantée que de bois [1], dont on se sert pour l'exploitation du sel dans les sauneries *(Pfannhäuser)*, — établissements où l'on obtient le sel par l'évaporation de l'eau salée. Il s'ensuit que les habitants, pour la plupart, ne peuvent tirer de *l'entretien du bétail* qu'un revenu très-modique, et qu'il n'y a qu'un petit nombre de propriétaires qui en puissent tirer un assez grand profit. Ceux-ci consacrent aussi tous leurs soins au progrès des terres (à la culture du trèfle, des céréales) et au croît du bétail. Espérons du reste que ce progrès ne s'arrêtera pas, et que tous les habitants parviendront à retirer de l'entretien des bestiaux un revenu assez considérable. Ischl en offre déjà la preuve. On n'a qu'à visiter les établissements où l'on va prendre du lait, du café, etc. — La *pêche* fournit une branche assez lucrative, vu que la consommation du poisson, que les eaux fournissent en grande quantité, y est très-considérable. Il est seulement à regretter que les propriétaires, pour la plupart, — en ne prenant les eaux à ferme que pour peu de temps — se hâtent d'en tirer le meilleur parti possible, en sorte que le poisson est sujet à devenir plus rare de jour en jour, si l'on n'y prend garde. Nous ne pouvons par conséquent faire assez de vœux pour que les réglements, publiés sur la pêche, soient observés à la rigueur. — On commence aussi à s'occuper de *l'art d'élever les abeilles*, et on y réussit; mais il faut encore bien du temps avant que le miel puisse être compté dans le pays pour une ressource de quelque impor-

---

[1] 115,373 jochs. Qu'on se rappelle, que le pays ne présente dans toute son étendue que 147,785 jochs.

tance. — La plus grande partie du territoire appartenant au gouvernement, comme nous l'avons dit, il s'ensuit de même que la chasse ne peut fournir aux paysans qu'un profit modique.

Évidemment donc les diverses ressources que nous venons d'énumérer ne sauraient suffire à la subsistance des habitants, s'il n'y en avait pas d'autres. Mais il y a *les mines de sel* et *les sauneries*. Or *la fabrication du sel* exige une main d'œuvre considérable. Il faut, pour obtenir le sel, creuser la montagne, pratiquer des galeries dans les mines, les cuveler, construire des descenderies; on a besoin d'un grand nombre de tuyaux (près de 37,800) pour amener l'eau dans les salines, afin qu'elle puisse s'y saturer de sel, et conduire ensuite le liquide ainsi saturé (Soole) dans les sauneries; là il faut qu'on le fasse chauffer et évaporer dans de grandes chaudières, pour que le sel muriatique se précipite au fond; on a besoin d'une grande quantité de benatons que l'on remplit du sel retiré du liquide et bien séché dans des étuves, ainsi que d'un assez grand nombre de vaisseaux pour transporter le sel dans les lieux d'entrepôt et de vente (Gmunden). On travaille donc dans les mines, dans les forêts, et dans les sauneries. Tous ces divers travaux demandent encore à être surveillés. Ajoutons que l'on tire de nos mines (Hallstadt et Ischl) environ 750,000 quintaux de sel par an, — que la coction de l'eau salée consume annuellement près de 30,000 toises de bois, mesurées à 108 pieds cubes; — et on en conclura que cette branche d'industrie doit être non moins avantageuse à la population qu'au gouvernement.

La population du pays (nous en exceptons celle d'Ischl, où la grande affluence des étrangers crée encore d'autres

ressources) n'étant, en majeure partie, composée que d'indigents, un grand nombre d'entre eux [1]) sont employés à ces
travaux, et non seulement reçoivent un salaire convenable [2]),
mais obtiennent encore au prix le plus modéré et même gratuitement le sel, le bois [3]), le grain, dont ils ont besoin
pour leur consommation annuelle [4]). Il y a du reste dans
chaque arrondissement une caisse des pauvres et en quelques endroits de petits hospices de charité, où l'on s'empresse
de recueillir les pauvres, dont on cherche à adoucir le sort
par tous les moyens.

Pour ce qui concerne *le mouvement de la population*,
il résulte de documents statistiques qu'il va toujours en augmentant et que depuis quarante ans il s'est accru d'un
sixième. Sur 36 vivants on compte 1 décès par an. Ils atteignent ordinairement un âge assez avancé.

On n'a qu'à entendre leur *langue*, qu'à observer leur
caractère moral et leur *organisation* physique, pour être
convaincu qu'ils descendent bien réellement des Germains
et des Celtes. Ils parlent tous l'allemand, et leur dialecte
se rapproche beaucoup, pour la flexibilité et pour la douceur,
de celui des habitants de la basse Autriche. Leur caractère
est plein de loyauté et de bienveillance. Quoique dénués de
toutes les richesses, ils sont tellement attachés à leurs montagnes, que, si par quelques circonstances ils sont forcés
de quitter leur pays, ils ne tardent pas à le regretter vivement

---

[1]) Le nombre des ouvriers, perpétuellement employés aux mines et aux salineries, s'élève à 3000.

[2]) De 15 kreutzers à 49 kr. par jour, selon le travail.

[3]) Les habitants de Hallstadt en obtiennent par an près de 10,000 brasses; ceux
d'Ischl (Mondsee et Zinkenbach) 25,000 brasses; ceux d'Ebensée 17,000 br.

[4]) De 6 — 8 — 10 minots par an (gratuitement).

et tombent bientôt dans cette mélancolie qu'on nomme vulgairement *mal du pays.* Les crimes sont parmi eux extrêmement rares, et c'est à peine si dans les documents statistiques du pays on en trouve de loin en loin quelque exemple. Ils ont beaucoup de bon sens naturel et y joignent beaucoup de gaieté et de bonne humeur. Forts et robustes en général, ils ne craignent ni la peine ni la fatigue. Le travail est leur élément; ils ne demandent que l'occasion d'exercer leur activité. Que l'on considère un instant ces nombreuses constructions hydrotechniques, ces nombreux conduits des salines, ces routes étroites qui serpentent sur les flancs des montagnes pierreuses, principalement près de Hallstadt, *le Gosauzwang*, ce pont hardi qui lie une montagne à l'autre; que l'on regarde les habitants à leurs travaux, dans les sauneries, dans les salines, la nuit et le jour, — et l'on n'aura pas de peine à convenir de ce que nous disons; on n'hésitera pas à leur attribuer un talent d'industrie parfaitement adapté aux besoins du pays. Aussi voit-on, à mesure que la population augmente et que le nombre des immigrants et des visiteurs devient plus considérable, les habitants s'adonner à diverses industries [1]). — La *constitution physique* des habitants présente en général le type germain. Ils ont la chevelure blonde, les yeux bleus, le teint naturel, les muscles assez forts. Mais on remarque une différence sensible entre les habitants des hautes montagnes ou des vallées spacieuses, et ceux qui occupent des vallées profondes et étroites. Pendant que les uns sont doués d'une force extraordinaire, qu'ils ont l'œil vif, la démarche

---

[1]) Aujourd'hui, par exemple, le nombre des industriels, à Ischl, s'élève bien à 600: aubergistes, marchands en détail, meuniers, etc.

ferme et dégagée, les autres offrent les signes d'une faiblesse plus ou moins marquée ; leur pas est lent et mal assuré, leur regard indolent. L'aspect des paysans qui tiennent le milieu entre les uns et les autres vous rappèle la mâle carrure des montagnards, leur puissante organisation, leur pas lourd, mais sûr ; toutes choses que la comparaison fait mieux ressortir.

Pour ce qui est de la *croyance religieuse* des habitants, il est à remarquer que la plupart d'entre eux (12,674) professent la religion catholique. On compte dans le pays 14 églises paroissiales, desservies par autant de curés, et deux temples protestants, avec deux pasteurs. La sollicitude du gouvernement s'étend sur l'un et l'autre culte. L'instruction primaire y est donnée par des instituteurs des deux confessions. On ne saurait trop louer l'esprit de tolérance qui règne parmi ces montagnards et la loyauté avec laquelle ils se traitent mutuellement. Cela seul suffit pour établir ce que nous avons dit plus haut de leur caractère. Il est seulement à regretter que l'instruction primaire ne puisse se répandre sur tous également, à cause de la grande distance où les villages se trouvent quelquefois des écoles, et surtout par les incovénients du temps, pendant l'hiver, où les sentiers se couvrent de neige ; les parents n'étant pas toujours en état de donner à leurs enfants les vêtements nécessaires pour les garantir du froid.

La sobriété est une des qualités de nos montagnards. Leurs *aliments* se bornent à peu près à des produits laiteux, ou à des mets de farine, appelés ici *farinages* (Noken), qu'ils ont soin de rendre très-gras. On n'a qu'à goûter de leurs boulettes, de leurs pâtes, de leurs soupes si saturées de beurre ! Les marmelades de fruits sont aussi une partie importante de leur nourriture. La viande n'est d'usage en général que le dimanche et les jours de fête, ainsi que la bière, qui du reste est excellente, mais qui n'est à la portée que des moins indigents.

Leurs *habitations* sont des plus simples. Les maisons (naturellement nous ne parlons pas ici de ces demeures, nombreuses à Ischl, où la grande affluence des étrangers a déjà créé tout le *comfort* désirable) les maisons sont bâties en pierre ou en brique, du moins dans leur partie inférieure; leur partie supérieure est le plus souvent en bois. Elles rappèlent les hameaux noritiens. Les toits sont formés de bardeaux ou de planches surchargées çà et là de grosses pierres, destinées à les garantir contre les ouragans. Ordinairement elles sont surmontées d'une plateforme. On ne trouve dans leur intérieur que les meubles et les ustensiles de première nécessité; mais on est quelquefois surpris de la propreté qui y règne. On n'en peut pas dire autant sans doute des espèces de cabanes habitées par de pauvres bûcherons, — naturellement très-étroites, composées d'une seule pièce, qui sert en même temps de cuisine, et d'une étable pour les brebis, — et dans les quelles doit souvent loger une famille entière.

En général la vue est agréablement affectée de l'aspect pittoresque de ces maisonnettes, entourées pour la plupart de bosquets; mais elle ne l'est pas au même degré quand on considère *le costume national* des paysans.

La coiffure des hommes est ordinairement un énorme chapeau noir de feutre, à larges bords, à forme souvent très-haute ou plus ou moins aplatie. Leur vêtement se compose d'une sorte de casaque très-longue, de couleur foncée, d'un haut-de-chausses de cuir, soutenu par des bretelles vertes, visibles sur un gilet quelconque, que rehausse autour du cou une cravate noire. La chaussure consiste en une espèce de bottes courtes, qui laissent voir des bas bleus. Les femmes aiment les couleurs foncées. La taille de leurs robes plissées est très-courte; elles portent ou un chapeau de feutre blanc, à très-larges bords, d'une forme ronde et aplatie, ou elles s'entourent la tête d'un fichu de couleur noire ou brune. Les femmes riches portent aussi des bonnets à coq; espèces de coiffes particulières, faites d'une sorte de fil d'or, dont elles se parent les jours de fête. — Quoique ce costume n'ait rien de bien poétique, comme il est peu coûteux, on doit regretter que les paysans se laissent aller peu à peu au luxe ruineux des villes (ce qui s'observe surtout à Ischl), tandis que les habitants des villes s'estiment heureux de pouvoir échanger ici leurs riches habits contre une toilette plus simple. D'ailleurs, s'il n'est pas à nier que le costume des paysans n'ait rien de beau, il n'en est pas de même à l'égard de celui qu'aiment les chasseurs montagnards. Coiffés d'un chapeau vert, orné de plumes de différentes sortes (par exemple, de coq de bruyère, etc.), vêtus d'un justaucorps de couleur grise, au collet vert, chaussés à la tyrolienne, ils offrent à la vue un costume très-agréable, et d'un effet si pittoresque, que les étrangers l'adoptent quelquefois par caprice.

Il nous reste encore à dire quelques mots sur les *usages* et les *amusements* du peuple. Parlons, avant tout, des *fêtes des bergères* et de la *vie alpestre*. Ces fêtes ont lieu au printemps, à l'époque où les bergères se disposent à conduire leurs troupeaux sur les Alpes (de la mi-mai à la fin de juin), et surtout en automne, quand elles les ramènent; elles sont à la fois une cause d'émulation pour les bergères et une occasion de réjouissance générale. Le troupeau se trouve-t-il complet ou même augmenté au retour, les bêtes ornées de fleurs et de rubans s'annoncent par un superbe carillon de sonnettes, accompagné de cris et de chants d'allégresse. La bergère, la tête ornée d'une coiffure à paillettes, marche joyeuse près de son troupeau, qu'elle promène en triomphe par la campagne dans tous les sens. — Le bétail, au contraire, est-il diminué, elle porte un tablier noir, et il n'y a ni cris ni chants.

Mais ce qui exerce un plus grand charme sur l'âme, c'est la vie, digne de Théocrite, que mènent les bergères sur les hauteurs des montagnes. Il ne faut qu'avoir passé quelques instants dans des contrées montagneuses, pour savoir apprécier ce que c'est que de vivre dans les Alpes. Comme on se sent rafraîchi, fortifié, et rétabli dans cet air pur, aromatique, embaumé! Comme la vue est charmée et ravie de ce magnifique panorama qui nous environne! Comme l'âme est calme et tranquille! Comme elle s'épanouit dans un doux sentiment de liberté, inconnu dans les villes!

Ce charme indéfinissable est encore augmenté par les *mélodies saisissantes* que fait entendre la voix souvent exquise des montagnards. Ils les chantent souvent à deux ou à trois, et la précision avec la quelle ils exécutent, sans même s'en douter, les intervalles les plus dificiles, tels que ceux de tierce et de sixte, est telle, que même le vrai musicien en est souvent surpris. Ces douces et molles chansons révèlent assez par quelle âme elles sont inspirées. — Au chant ils joignent souvent *la danse*, aimée surtout dans les vallées. En général, tel est leur goût pour le chant et la danse, qu'il n'y a point de fête pour eux sans ces deux choses. Leur danse, connue sous le nom de *Luendler*, est une tyrolienne; son temps est beaucoup plus modéré que celui de la valse, et on l'exécute avec beaucoup de légèreté. Elle est très-souvent accompagnée de ritournelles et de refrains d'un style tellement naïf, poétique, et spirituel, qu'il n'est pas indifférent d'en étudier l'influence sur l'esprit et l'âme des montagnards. C'est aussi une des raisons qui font considérer ce pays romantique comme une source d'inspiration pour les poètes.

Outre le chant et la danse, qui sont le plus grand plaisir des montagnards, ils ont encore *d'autres amusements*, dont les plus connus et les plus usuels sont les jeux d'arquebuse et d'arbalète, communs, dans de certains espaces déterminés, à Ischl, à Ebensée, etc.; la pêche au filet, sur le Traunsée; les joutes sur l'eau, dans le même lac; les fêtes de noces, et les réjouissances du carnaval.

Nous avons essayé jusqu'ici de donner, sur le Salzkammergut, les notions qui nous ont semblé être de quelque intérêt pour les étrangers qui viennent y faire un séjour plus ou moins long. Nous allons y joindre une *notice historique,* tant sur la contrée en général, que sur la localité particulière d'Ischl, qui appèlera bientôt notre attention.

Tous les documents, tant anciens que modernes, nous enseignent que ce n'est qu'en raison de ses sources salées et de ses salines que ce pays montagneux a toujours attiré l'attention de ses seigneurs et de ses colons. Il est démontré que les Celtes et les Romains mettaient déjà à profit les eaux salées du pays, dont ils retiraient du sel par évaporation, soit en amenant l'eau sur des charbons ardents, soit en la soumettant à l'action du feu, dans de petits bacins. Les preuves les plus convaincantes de l'occupation du Salzkammergut par les Romains sont les médailles et autres objets en usage parmi eux qui ont été découverts près des salines *de Hallstadt, de Gosau,* et *d'Ischl,* dont l'église garde encore une pierre où sont gravés des chiffres romains. Mais dans le temps des grandes migrations des peuples, et surtout de l'invasion des hordes barbares, nos salines ne purent que tomber de plus en plus en décadence; et ce n'est que dans les siècles suivants (10°, 11° et 12°) qu'elles reprirent une nouvelle activité sous la protection des margraves et des ducs du pays. Il existe encore une charte authentique de 1192, donnée par le duc Charles Léopold VI, dit le Vertueux, dans la quelle on trouve les mots suivants, qui ne laissent aucun doute sur ce que nous venons de dire: *In Ischl, ubi sal nostrum decoquitur;* et il est même très-vraissemblable que l'on faisait dès lors usage de la source salée existante encore près d'Ischl et connue aujourd'hui sous le nom *de Maria-Louisen-Quelle* [1]. Mais nulle part il n'est encore fait mention des grands établissements nommés *sauneries.* D'autres salines furent découvertes à Gosau et à Hallstadt, sous les premiers princes de la dynastie de Habsbourg (1275—1295). Mais les archevêques de Salzbourg, possesseurs des salines de Hallein, craignant que leur intérêt n'eût trop à souffrir de la concurrence, s'opposèrent à l'exploitation des nouvelles salines, qui, pendant la guerre qu'ils firent à l'empereur Albert Ier, furent de nouveau détruites. Ce n'est qu'au commencement du 14° siècle, après la mort de cet empereur et par les ordres de son épouse Elisabeth (1308), que les salines de Hallstadt furent recon-

---

[1] L'endroit où elle se trouve conserve encore le nom de *Pfandl, bacin* pour évaporer l'eau salée, propre au temps dont nous parlons.

struites, et qu'un établissement fut créé pour faire évaporer en masse l'eau des salines et faire ainsi précipiter le sel en grande quantité. C'est aussi à dater de cette époque que l'exploitation des salines s'est faite avec le plus d'activité, et qu'elle est devenue pour le pays une importante branche d'industrie, qui n'a fait que se développer de plus en plus sous les règnes suivants, de manière à activer considérablement le commerce du sel. Sous Ferdinand Ier, en 1552, une nouvelle découverte de salines fut faite près d'Ischl (*Ischler Salzberg*); découverte d'autant plus importante, que, le sel s'y montrant en abondance, on pouvait désormais se passer de la source mentionnée plus haut. Par suite de cette découverte, des établissements furent fondés à Ischl, et le sel obtenu de la même manière qu'à Hallstadt. Plus tard, vers le milieu du 16e siècle, on s'occupa de constructions hydrotechniques de différentes sortes, on régla le cours de la Traun, on établit aussi des sauneries à Ebensée, et on y conduisit l'eau salée de Hallstadt, où le bois, nécessaire au traitement de la saline, étant peu commun, exige des mesures d'économie, tandis qu'il abonde à Ebensée.

La prospérité industrielle alla dès lors toujours en augmentant jusqu'au moment où les troubles excités parmi les paysans (1622 — 1628) lui firent éprouver une nouvelle secousse. — Elle se rétablit peu à peu dans les années suivantes, sous les règnes de Ferdinand III et de Léopold Ier; principalement sous celui de Charles VI, qui publia des ordonnances et des réglements favorables au développement de cette branche d'industrie et en même temps très-charitables. Le nombre des mines s'augmenta, les bâtiments des sauneries s'aggrandirent, la navigation fut rendue plus facile, l'exploitation des mines alla de mieux en mieux tous les jours, en sorte que cette branche d'industrie a fini par constituer un monopole des plus lucratifs pour les états de l'Autriche. Toutes ces salines sont maintenant entre les mains d'une administration générale, qui a son siège à Gmunden, et qui se compose d'un inspecteur général, actuellement *M. Pleuzner*, conseiller du gouvernement, et de six conseillers adjoints. Son pouvoir s'étend aussi sur toutes les autres salines de l'Autriche, telles que celles *d'Aussée* — et *de Hallein*, près de Salzbourg.

Si, d'une part, il est évident que ce n'est qu'en raison de ses salines que le pays a attiré l'attention des seigneurs et du peuple, de l'autre, il n'y a pas de doute qu'il offre un intérêt tout nouveau, depuis que des bains d'eau saline ont été créés dans le centre de ces délicieuses contrées, à *Ischl*. Par là on a ajouté à son importance celle plus immédiate d'une grande influence sur la santé; et, comme la situation de l'endroit est des plus ravissantes, — pour ce double motif, l'affluence des étrangers à Ischl n'a pas cessé de suivre un mouvement progressif.

Voici quelques détails historiques à ce sujet.

C'est dans le courant de l'année 1820 que, par les soins du docteur *Wolf* et, un peu plus tard, du docteur *Götz*, alors médecins du district, eurent lieu les premières tentatives relativement aux bains d'eau saline plus ou moins condensée. Se rappelant les effets salutaires poduits par les bains d'eau saline dans d'autres endroits, ils ne pouvaient pas augurer moins de ceux qu'ils se proposaient d'établir. Satisfaits de quelques expériences, ils en firent part à un des plus célèbres médecins de Vienne, *M. Wirer, Chevalier de Rettenbach*, qui était venu visiter nos contrées, et où il avait été accompagné par plusieurs de ses confrères, très-renommés, entre autres, MM. Malfatti, Staudenheim, Sterz. — *Wirer* partagea bientôt les convictions de M. Götz sur les propriétés de nos eaux salées, et trouva de plus le climat si doux et la contrée tellement ravissante, qu'il lui vint à l'idée de faire du petit bourg d'Ischl une autre Bagnère, où on enverrait les malades prendre des bains ou boire du petit lait. Favorisé dans ce dessein par ses confrères, principalement par M. Götz, il sut aussi déterminer quelques habitants du bourg à le seconder. M. Tänzel fut celui qui prit la chose le plus à cœur et qui fit construire le premier établissement de bains d'eau saline (1822). Plus tard M. *Wirer* lui-même n'épargna aucun sacrifice pour embellir le bourg. Soutenu dans son œuvre par la Cour, encouragé par l'affluence toujours croissante des étrangers, et, après la mort de M. Götz (1839), secondé par le successeur de ce dernier, M. le docteur *Brenner, Chevalier de Felsach*, il augmenta de plus en plus le nombre des établissements médicaux et parvint, tant par sa haute position, comme médecin, que par l'appui qu'il recevait du dehors, à donner à notre petite localité une signification des plus importantes. Dans les vingt-huit années qui viennent de s'écouler, cet endroit, marchant dans une progression rapide, a tant gagné en étendue et en embellissements, qu'il est actuellement hors de toute comparaison avec ce qu'il était auparavant. On n'a qu'à jeter les yeux sur les misérables cabanes, sur les ruelles étroites, tortueuses, qui restent encore du vieux Ischl, et à les reporter ensuite sur les belles maisons, les magnifiques hôtels, les lieux de récréation et d'amusement, les rues larges et bien pavées, les promenades charmantes, etc., qui ornent aujourd'hui notre bourg, pour se convaincre de ce que nous venons de dire. Et certes il n'y a point de témérité à prédire à notre bourg un avenir encore plus brillant, si l'on considère que la société s'y compose actuellement des personnes du plus haut rang, aussi bien que de la classe moyenne; si l'on réfléchit que l'affluence des visiteurs va toujours en augmentant, et que chaque année presque toutes les nations de l'Europe y sont représentées.

On regrette seulement que *l'homme généreux* qui a tant fait pour Ischl, qui en a été, pour ainsi dire, le fondateur, lui ait été enlevé par une mort prématurée (il y a aujourd'hui cinq ans), et qu'il ne puisse pas être témoin du succès de son œuvre.

Section II.

ISCHL.

Ses rapports climatériques, médicaux, et topographiques.

ISCHL
SOUS LE RAPPORT CLIMATÉRIQUE.

Avant d'aborder la question médicale, nous devons parler de notre climat et de sa salubrité, choses si essentielles. En nous interrogeant sur les agents par l'influence des quels la nature, dans toutes les contrées, prend des traits tout particuliers dans ses apparences physiques, nous les trouvons toujours tels qu'ils sont connus sous le nom de *climatériques* et divisés en *atmosphériques*, *telluriques*, et *solaires*. Il importe donc, pour pouvoir juger de l'influence que le climat d'une contrée exerce sur l'organisation des habitants, d'en examiner les éléments de plus près. C'est ce que nous allons faire par rapport à Ischl. Nous y sommes d'autant plus porté, que, d'une part, c'est à la douceur de son climat que notre contrée doit en partie sa réputation, et que, de l'autre, il n'y a que ce moyen de s'expliquer théoriquement les effets salutaires de notre climat sur les personnes qui y restent soumises pendant quelque temps. Occupons-nous, dans ce but, d'abord de la situation et de la configuration locale de notre endroit.

Ischl se trouve situé sous le 47 ° 41′ de latitude N. et sous le 31° 18′ de longitude E., au centre du Salzkammergut, dans une de ses plus ravissantes et plus larges vallées (celle de la Traun), au confluent de deux superbes rivières (la Traun et l'Ischl), à 1442 pieds au dessus de la mer Méditerranée. Il est entouré de vallées et de montagnes pittoresquement groupées et couvertes de la plus riche végétation, en même temps qu'il est le plus exposé aux rayons du midi. En examinant la configuration de notre vallée et spécialement la situation d'Ischl, on remarque tout d'abord que les montagnes sont groupées de telle sorte qu'elles laissent beaucoup d'espace pour la libre circulation de l'air. Les eaux vives qui parcourent la vallée en tout sens servent à la fois à renouveler l'air et à le rafraîchir. D'un autre côté, les montagnes sont assez hautes pour servir de remparts contre les vents forts et leur fermer l'entrée de la vallée, surtout du côté du nord, où elles atteignent même une hauteur extraordinaire. Ajoutons que ce n'est guère que de ce côté qu'Ischl est plus étroitement pressé et dominé de plus près par la haute montagne appelée *Montagne d'enfer* (Höllengebirge), élevée de près de six mille pieds au dessus de la mer; et, si l'on se rappelle ce que nous avons dit plus haut de la violence des vents du nord dans nos contrées, on appreciera d'autant mieux tout ce que la situation de notre localité offre de favorable et d'avantageux. Grâce à cette situation, Ischl, quoique élevé de plus de 1400 pieds au dessus de la mer, jouit d'un calme d'air que l'on chercherait vainement ailleurs, sous les mêmes conditions. Aussi tous les baigneurs et toutes les personnes qui viennent y faire quelque séjour, sans même en excepter les Italiens, ne savent assez louer ce souffle doux et presque continuel qui rafraîchit l'air de nos contrées et le renouvèle généralement sans violentes agitations. N'est-ce pas à ce calme heureux, à cette douce égalité de l'atmosphère, qu'il faut attribuer en partie l'aménité de la température dont nous jouissons! Cela est d'autant plus probable que, partout où les mouvements atmosphériques s'opèrent avec quelque impétuosité, les oscillations dans les degrés du thermomètre ont lieu d'une manière sensible et que le corps s'en ressent plus ou moins.

Or il résulte des observations météorologiques [1] faites par une assez longue suite d'années — que la température moyenne d'Ischl, pendant la saison des bains (du commencement de mai à la fin d'octobre), s'élève à 13° Réaumur. Celle de Vienne, pendant le même temps, ne s'élève guère qu'à 13,5 bien que cette ville ne soit située qu'à 522 pieds au dessus de la mer; ce qui ne fait par conséquent qu'une différence d'un demi-degré; en sorte que nous ne pouvons faire autrement que de présenter la température d'Ischl comme très-modérée, eu égard à sa haute situation. Disons aussi que même, pendant les étés les plus chauds, comme, par exemple, celui de 1846, où des chaleurs étouffantes se sont fait sentir partout ailleurs, la température moyenne d'Ischl s'est toujours maintenue à un degré assez modéré 15 à 16° R. [2], à cause des eaux nombreuses qui parcourent la vallée en tout sens et répandent dans l'air leur douce fraîcheur. Or, bien que ce soit déjà beaucoup de pouvoir jouir d'un calme atmosphérique presque continuel et d'une température agréable dans une contrée toute montagneuse, — en général, ce charme se trouve encore augmenté par la clarté et la pureté de l'air. On sait que l'air devient d'autant plus pur, subtil, et clair, que ses couches diminuent en pesanteur; que, par conséquent, l'air montagneux doit être plus pur et plus clair que celui des plaines; mais ces qualités atteignent encore un plus haut degré dans notre contrée par la raison que le sol cal-

---

[1] Voir les Tables météorologiques I. D.
[2] Voir les Tables météorologiques. I. A. 1846.

caire et sablonneux qui la distingue absorbe aisément toute l'humidité et n'occasionne pas de poussière, tandis que, d'un autre côté, les eaux qui la parcourent emportent avec elles tout ce qui pourrait occasioner des effluves stagnants. Une autre raison de l'aménité de la température, c'est que les rayons du soleil, traversant vite les couches de cet air léger et subtil, n'ont pas le temps de les échauffer trop. C'est aussi en raison de ces qualités de l'air que les lignes des montagnes même les plus éloignées, les contours, les formes de tout l'horizon qui nous environne, se dessinent si clairement, si distinctement, si nettement à l'œil.

Sans doute nous ne sommes pas toujours assez heureux pour jouir invariablement de ce calme de l'air, de cette aménité de la température, de cette beauté du ciel. Ainsi on a observé que, lorsqu'il fait un temps humide dans d'autres contrées, que les vents soufflent de l'ouest ou du sud-ouest, ce qui amène ordinairement le mauvais temps, le ciel chez nous devient aussi pluvieux. Cela est d'autant plus naturel que toutes les montagnes et toutes le contrées couvertes de forêts et de prairies sont douées d'une qualité hydroscopique, très-favorable au travail physique qui se fait toujours entre l'atmosphère et le sol. On sait qu'à mesure que la propriété échauffante du soleil augmente, ainsi qu'on le voit en été, l'évaporation du sol et des eaux s'accroît dans la même proportion; l'air en devient humide, il se couvre de vapeurs et de nuages, qui se résolvent enfin en pluie. Mais naturellement ce travail atmosphérique doit s'exécuter avec plus de force dans des contrées où la qualité calcaire et sablonneuse du sol favorise d'avantage le réfléchissement des rayons du soleil, et où, d'un autre côté, la végétation riche et puissante agit d'une manière hygrométrique sur les vapeurs. Voilà pourquoi nous ne sommes pas ici plus qu'ailleurs exempts de pluies; elles règnent surtout dans les mois chauds de juin et de juillet. Toutefois nous pouvons dire en toute vérité qu'en revanche le beau temps se fait sentir chez nous d'une manière beaucoup plus agréable que dans la plupart des autres contrées.

Pour ce qui concerne les *observations barométriques*, on peut s'appercevoir, par les tables annexées, que la colonne de mercure n'atteint ce degré de hauteur que dans la plaine de Vienne; ce qui n'est que très-naturel, vu la haute situation de notre endroit. On a observé que l'amplitude la plus étendue des oscillations n'offre qu'une différence de 1″ 6‴ (mesure de Paris), vu que le mercure, durant huit années, ne s'est jamais élevé au dessus de **27″ 8‴** et n'est jamais tombé au dessous de **26″ 2‴**. Ensuite on a trouvé qu'en été la colonne de mercure se montre ordinairement plus basse (surtout dans les mois de juin et de juillet), tandis que le contraire a lieu en hiver; ce qui s'observe aussi ailleurs. Il est bien vrai que, dans les mois de juin et de juillet de l'année 1846, la colonne barométrique s'est élevée le plus souvent à 28″ 1‴; mais ce n'est qu'exceptionellement. Aussi a-t-il fait alors un beau temps continuel, tandis qu'à la même époque les pluies ne sont pas rares ordinairement. Enfin on observe qu'en automne et au printemps le changement qui a lieu dans les oscillations participe plus ou moins ou de celles de l'été ou de celles de l'hiver. Quant aux oscillations quotidiennes, ce n'est qu'exceptionellement qu'elles présentent une amplitude significative, et seulement dans les mois de juin et de juillet, où ont lieu quelquefois de brusques changements de temps. Mais disons aussi (et cela nous semble important) que, même lorsque le temps devient subitement pluvieux, ce changement n'influe pas ordinairement sur la température avec autant de force qu'on pourrait le supposer, d'après ce principe, que le minimum du baromètre est en raison inverse du maximum du thermomètre. L'air reste toujours calme et agréable, quelques variations qu'éprouve le temps, et ne passe pas subitement du chaud au froid ou du froid au chaud, comme par exemple à Vienne. Voici, ce semble, à quoi tient cette salutaire égalité dans l'état de l'air. D'un côté, la configuration particulière de la vallée la protégeant contre les attaques du nord, la température n'est pas sujette à s'abaisser trop, et, de l'autre, les rayons échauffants du soleil ne pouvant pas agir avec la même force quand l'horizon est couvert de nuages ou que les pluies règnent, l'air ne fait que se maintenir dans une fraîcheur agréable. Aussi voit-on les baigneurs se promener partout dans nos environs, malgré le temps pluvieux, sans qu'ils y trouvent aucun inconvénient; d'autant plus que l'eau des pluies, bien vite absorbée par un terrain calcaire et sablonneux, ne détériore pas trop les chemins, et que, deux ou trois heures au plus après les plus fortes averses, ils sont déjà secs.

Chez nous, comme partout ailleurs, on aime à consulter le baromètre pour savoir à peu près le temps qu'il fera. Puisque d'ordinaire le mercure monte quand le temps est au beau et qu'il descend lorsqu'il est à la pluie; puisqu'il est vrai que les vents du sud-ouest occasionnent en général son abaissement et amènent presque toujours un temps humide et pluvieux, tandis que les vents du nord-est déterminent son ascension et rendent l'air sec et serein, — pour ces raisons, on pourrait à bon droit regarder le baromètre comme un guide sûr par rapport au beau ou au mauvais temps. Mais, comme il n'en est pas toujours ainsi, que l'on observe quelquefois tout le contraire, savoir: que le baromètre monte lorsqu'il pleut et qu'il descend lorsqu'il fait beau temps, — anomalies, dont nous ne pouvons nous rendre compte, aussi long-temps que les éléments qui déterminent l'égalité générale de l'air ne seront pas suffisamment connus, — on fera bien de suivre à cet égard la pratique ordinaire, fondée sur la marche observée des vents et sur l'apparence de certains signes. Quant au premier point, nous en avons déjà parlé (p. 27). Une girouette, érigée près du pont, facilite les observations. Par rapport au second, on a coutume de regarder la montagne appelée *Zimitz*. Si elle se dessine nettement à l'horizon et que sa cime apparaisse bien claire et distincte, on peut en général s'attendre à avoir du beau temps. Le contraire est à craindre, si elle est couverte et environnée de nuages. Ajoutons encore qu'on peut d'ordinaire se promettre un temps sec et constamment beau, lorsque le soleil à son lever n'est point entouré de vapeurs, lorsqu'à son coucher il se montre sous un ciel pur et serein, d'une couleur dorée ou rougeâtre, ou que les nuages, s'il y en a, se colorent d'un beau rouge clair ou de quelque autre teinte vive; lorsque le ciel commence à s'éclaircir d'un autre côté que celui d'où vient le vent; lorsque le croissant de la nouvelle lune a ses contours bien nets et bien dessinés; lorsqu'on voit flotter le matin sur les lacs et les prairies d'épais brouillards qui se dissipent aux premiers rayons du soleil. Tous ces signes sont autant d'indices assez certains du beau temps.

Disons maintenant quelques mots sur la *marche des saisons* dans notre vallée. Le printemps y commence un peu plus tard que dans la plaine, située sous la même latitude ; et on en comprend aisément la raison. Mais, dès qu'il apparait, on a lieu d'être surpris de la rapidité et de la vigueur avec les quelles se développe la végétation, et l'œil se promène avec délice sur les prairies et sur les jardins, émaillés de fleurs, aux couleurs infinies.

Cette richesse, cette magnificence de végétation est due à ce que le passage de l'hiver au printemps se manifeste, dans notre vallée, d'une manière très-sensible, — autant qu'à sa situation méridionale. La température est alors des plus agréables, et ce n'est que vers le coucher du soleil que l'on trouve l'air encore un peu frais. On n'a qu'à regarder les moyennes mensuelles et les moyennes des saisons, telles qu'elles se trouvent dans nos tables météorologiques (I. C.), pour s'en appercevoir. Il en résulte que le terme moyen de la température du printemps est + 6,$_{82}$ R. Les moyennes mensuelles sont : en mars, + 2,$_{14}$ R.; en avril, + 7 R.; en mai, + 11,$_{32}$ R. Pour ce qui concerne le temps qu'il fait dans le trimestre en question, on a observé que dans les mois de mars et d'avril les jours pluvieux l'emportent sur les beaux jours, tandis que dans le mois de mai le beau temps prédomine (Tabl. mét. III. E.).

Plus l'été approche, plus la température devient douce, même pendant les soirées. Elle ne s'élève que très-rarement au dessus de 24° R. Nous voyons bien dans celles de nos tables qui désignent les maximums et les minimums (I. E.) des variations thermométriques survenues dans certaines années, le degré de + 29 R.; mais ce n'est qu'exceptionellement, et surtout dans l'année 1841, au mois de juillet, où il a fait une chaleur étouffante partout ailleurs, et où le thermomètre, à Vienne, est monté à + 32 R. — Le terme moyen de la température de l'été est + 14,$_{59}$ R.; et il se maintient à peu près de même dans les mois de juin, de juillet, et d'août. En sorte que, comme nous l'avons déjà dit, on n'a pas à souffrir des fortes chaleurs qui se font sentir sous des latitudes semblables. Avouons toutefois que nous comptons d'ordinaire plus de jours pluvieux dans le mois de juin, et même au commencement de juillet, que dans le mois de mai. Plus tard le temps sec l'emporte sur l'humide. La végétation se montre dans toute sa splendeur et toute sa force. La température reste douce à peu près jusqu'à la fin de l'automne, au moins jusqu'à la fin du mois d'octobre, et on trouverait difficilement un endroit, dont le séjour, dans cette saison, offre plus de charme. Les vents n'y règnent pas comme ailleurs ; le ciel déploie son vif azur ; la verdure est toute fraîche encore ; l'air garde son calme ; la température se montre oscillante entre 10 et 15° R., et ce n'est que vers la nuit que l'air devient un peu frais. Le terme moyen du trimestre est 9,10 R., mais celui du mois de septembre est de 14,35, et celui du mois d'octobre de 8,52 R., ce qui donne, par conséquent, pour les mois nommés, le terme moyen de 11,45 R. ; - terme très-satisfaisant. — L'hiver, le tableau change. Le froid se manifeste, se développe, s'accroît, et atteint quelquefois une intensité de 15° au dessous de 0 ; et nous voyons même, dans les tables, le degré de — 18,30 R. ; mais il faut ajouter que cela n'est arrivé qu'une seule fois dans l'espace de neuf années et que par conséquent ce n'est qu'une exception. La neige tombe et couvre les prairies et les forêts. Toutefois il y a eu des hivers où la température était moins forte que dans des régions plus méridionales, par exemple, dans l'année 1840. Mais on en a pu trouver les raisons dans des révolutions atmosphériques générales. Le terme moyen de la tempéra-

ture en hiver est — 0,15 R., et il offre, dans les différents
mois, les variations suivantes: en décembre, + 1,14; en jan-
vier, — 1,97; en février, — 0,63. — En même temps on peut
voir, dans les tables, que la transition de la température du
printemps à l'été et de l'été à l'automne se fait par degrés,
tandis que celle de l'automne à l'hiver et de l'hiver au printemps se montre un peu plus brusque.

D'après ce que nous venons de dire sur le climat de
notre vallée, on peut voir que nous n'avons pas évité de
mettre les ombres à côté des lumières. Mais il est bien certain que, si quelques étrangers superficiels émettent parfois
à cet égard une opinion moins favorable, ce ne peut être
qu'en raison de la brièveté du séjour qu'ils y font. Ils arrivent
quelquefois pendant le mauvais temps, qui les empêche de
jouir des beautés de la nature; ils s'ennuient, et ils quittent
la contrée, sans en connaître les charmes infinis. Encore
quelques jours, et ils auraient été amplement dédommagés
par un soleil radieux, éclairant les paysages les plus ravissants, par un air embaumé et doux, qui eût dilaté leurs poumons, rafraîchi leur sang, animé leur teint, et réformé leur
opinion sur notre climat.

Après ces notions sur les particularités physiques de
l'atmosphère, disons quelque mots sur les composants chimiques de l'air. Il est connu que les proportions d'oxygène
et d'azote dans l'air n'éprouvent aucune variation depuis la
surface de la terre jusqu'aux plus grandes hauteurs auxquelles
l'homme ait pu s'élever jusqu'ici. Or, s'il est bien vrai que la
constitution chimique de l'air est entièrement la même dans
les montagnes et dans la plaine, il n'est pas moins vrai que l'air
est plus pur et plus subtil dans les montagnes, comme nous
l'avons déjà dit page 49. De plus les bois nombreux et les

vastes prairies qui couvrent la contrée ne cessent pas de pénétrer l'air d'un parfum aromatique et résineux. Mais une qualité toute particulière que possède encore l'air de notre contrée, c'est la qualité salineuse. On peut surtout s'en appercevoir aux alentours des sauneries, où son odeur rappèle en quelque sorte celle de l'air que l'on respire sur les côtes de la mer. Bien que cette qualité salineuse de l'air ne se manifeste d'une manière sensible que dans les lieux indiqués, il n'est pas douteux néanmoins que l'air, à Ischl, en est partout imprégné. On en a les meilleures preuves dans les altérations qu'éprouvent les objets faits de marbre ou de métal, tels que serrures, ustensiles de cuisine, etc. Comme produit de l'eau saline évaporée avec une grande impétuosité, cet air salineux a pour composants chimiques du chlore, de l'acide muriatique, de l'ammoniac muriaté, et de l'acide hydrobromique. Pour concevoir quelle énorme quantité de vapeurs s'exhalent des sauneries et dans quelle abondance elles se répandent dans l'air, il suffit de remarquer que l'on fait évaporer dans l'espace de 24 heures près de 5300 pieds cubes d'eau saline, que cette opération ne discontinue pas, et que la vapeur de l'eau, développée par 80° Réaumur, embrasse dans son maximum de tension une étendue 1700 fois plus grande que celle de l'eau. Il n'est donc pas étonnant que l'air en soit tant imprégné et qu'il exerce sur différents objets des effets chimiques. Quant à la différence d'intensité qui se manifeste dans l'odeur, selon le temps qu'il fait, il est tout naturel qu'il est plus prononcé quand l'air est humide que quand il est sec.

Nous venons de parler des agents *atmosphériques* et *telluriques* de notre climat. Il nous reste à parler de l'agent *solaire*, c'est à dire, qu'il nous reste à examiner quelle quantité de lumière reçoit annuellement notre vallée. On ne peut nier que sous ce rapport nous soyons moins favorisés que d'autres contrées situées sous la même latitude et en plaine. Naturellement les montagnes qui nous environnent font que, pour nous, le soleil se lève toujours plus tard et qu'il se couche de même plus tôt. Il en résulte que nous ne jouissons pas aussi long-temps de l'influence salutaire de cet élément essentiel, qui anime et vivifie tout, que ceux qui habitent la plaine. Or, d'un côté, cet inconvénient est en quelque sorte compensé par l'avantage de notre situation méridionale, et, de l'autre, pour les personnes, qui ne séjournent parmi nous qu'en été, c'est à dire, au temps des plus longs jours, il est bien certain qu'elles ne peuvent s'en appercevoir. Ajoutons encore que les vallées voisines, surtout celle de Hallstadt, sont beaucoup plus privées du soleil de midi.

Résumons en peu de mots ce qui vient d'être dit sur l'état *atmosphérique, tellurique,* et *solaire,* de notre vallée et sur la qualité de l'air qu'on y respire. — Durant la saison des bains, c'est à dire, du commencement de mai jusqu'à la fin d'octobre, le climat d'Ischl est en général un des plus doux, des plus délicieux, des plus calmes, qu'on puisse trouver, dans une situation aussi élevée. — Le calme de l'atmosphère persiste presque même par un temps humide et pluvieux. — La température est ordinairement très-agréable; son terme moyen est très-modéré, surtout, encore une fois, si l'on a égard à la haute situation des lieux. — On n'éprouve jamais à Ischl les chaleurs incommodes qui se font quelquefois sentir ailleurs, sous des latitudes semblables, l'air étant toujours rafraichi et renouvelé par les eaux vives et abondantes qui arrosent la vallée en tout sens. — La clarté et la pureté de l'air y sont remarquables. Comme tout air des montagnes, il est subtil et pénétré d'un parfum aromatique, qui s'exhale en abondance des prés et des bois, parés de la plus belle verdure et semés de fleurs brillantes. — Généralement plus humide que sec, il participe surtout de la première qualité dans les mois de juin et de juillet. — Celui qui circule autour des sauneries rappelle en quelque sorte par son odeur salineuse l'air de la mer. — La part de lumière solaire dont jouit notre vallée annuellement est plus considérable que dans les vallées voisines, surtout que dans celle de Hallstadt, mais toujours moindre que dans la plaine.

Voyons maintenant quelle est l'influence de ces agents climatériques, d'abord sur les habitants de l'endroit, et ensuite sur les personnes qui n'y séjournent que durant la saison des bains.

Nous ne saurions nous dissimuler que l'étranger, surpris, doutera peut-être au premier abord de l'influence salutaire de notre climat, lorsque au lieu de ne rencontrer partout que des organisations fortes et vigoureuses, comme il s'y attendait, il reconnaîtra ci et là dans le physique des habitants les signes manifestes d'une débilitation générale ou d'une altération morbide des humeurs et qu'il verra les goîtres et les scrophules régner chez un certain nombre d'individus. Mais qu'il ne se hâte pas de juger avant d'avoir considéré de plus près les effets et les causes. Nous pouvons dire en toute vérité qu'il n'y a que les pauvres, malheureusement en assez grand nombre, qui offrent un état morbide du corps, tandis que les habitants qui ont de quoi vivre présentent aux yeux tous les signes de la santé: un corps vigoureux, une contenance ferme, une physionomie épanouie, et qu'ils atteignent tous un âge très-avancé;

on peut s'appercevoir, en outre, qu'il n'y a pas chez nous de crétins, comme dans les autres vallées du Salzkammergut (Hallstadt) et dans la plupart des autres contrées alpestres [1]), que le gonflement de la glande thyroïde (goître) n'acquiert ici qu'exceptionellement une extension trop anormale; ce qui doit suffire pour qu'on nous accorde que l'état de faiblesse et de maladie qui se fait remarquer chez certains individus est dû à d'autres causes qu'à l'influence du climat. — Ces causes sont la misère et les travaux accablants. Mal entretenus, mal soignés, mal nourris, mal logés dès leur enfance, exposés plus tard à tous les inconvénients du froid et du chaud et des brusques changements de température, pendant leurs travaux si pénibles dans les forêts, dans les eaux, dans les mines, dans les sauneries, gagnant à peine de quoi vivre, malgré tout cela, et n'ayant pour nourriture que des farinages lourds et indigestes, sans aucune viande, — comment les habitants ne se ressentiraient - ils pas d'une vie semblable? Ajontons qu'ils négligent cruellement leur corps, et que les femmes ont encore pour habitude de porter tous les fardeaux sur leur tête, à peine garantie par un bourrelet de drap ou d'une étoffe quelconque; et l'on sera forcé de convenir avec nous que c'est moins à la constitution climatérique de la contrée qu'aux raisons indiquées qu'il faut attribuer cet état maladif que présente une partie des habitants. La meilleure preuve en est dans l'amélioration sensible qui se fait remarquer à cet égard, depuis que notre

---

[1]) On a chez nous la meilleure occasion d'observer ce fait, qu'à mesure que les gorges de montagnes s'élargissent davantage, dans les vallées, et que celles-ci vont se perdre dans la plaine, le crétinisme va toujours en diminuant ainsi que le goître; qu'ils s'effacent, qu'ils disparaissent, et font place enfin à un état du corps sain et normal.

localité, par sa réputation sans cesse croissante et le tribut annuel que lui payent des milliers d'étrangers, a vu ses ressources s'augmenter et s'étendre de jour en jour; preuve d'autant plus évidente qu'elle est confirmée par l'aspect très-satisfaisant que présentent ceux des habitants qu'un peu d'aisance protège. Il y a même tout lieu d'espérer que ce petit nombre de crétins que l'on rencontre à Hallstadt diminuera de plus en plus à mesure que les communications entre sa vallée et Ischl deviendront plus fréquentes, que les étrangers s'y montreront davantage, que leur présence animera et vivifiera ces solitudes, en excitant l'activité des habitants, intéressés dès lors à redoubler de zèle et de soins dans la culture du sol et dans l'exercice de leurs industries, rendues plus productives. Ces heureux résultats, on commence déjà à les entrevoir, et il n'y a pas de témérité à les prédire. Les observations faites par MM. Rambuteaux et Fodéré déposent en faveur de nos espérances; c'est que partout où la culture des terres est moins négligée et conséquemment la nourriture des habitants améliorée, nommément à Wallis, le nombre des crétins a beaucoup diminué.

Toutefois on ne peut méconnaître, rien qu'à la chevelure très-blonde des habitants, à leurs yeux d'un bleu clair, à leur teint d'un rose pâle, l'inconvénient qui résulte ordinairement de ce que les rayons du soleil, ne s'arrêtant pas aussi long-temps sur les vallées, n'y agissent pas avec la même force que dans la plaine, et que, par suite, la nutrition du corps doit se faire en général avec moins d'énergie; mais nous pouvons assurer de nouveau, sans crainte, que notre vallée, par son exposition au midi et par la manière dont elle s'ouvre de tous côtés aux rayons solaires, se ressent peu de cet inconvénient, du moins en été. Aussi l'influence salutaire de l'été s'y manifeste-t-elle avec une intensité plus grande que dans les autres vallées, moins heureusement situées. On n'a qu'à voir, avec quelle rapidité, avec quelle richesse extraordinaire, avec quelle vigueur s'y développe la végétation. Naturellement la sanguification et la nutrition du corps humain doivent suivre la même progression. Aussi voyez comme les teints pâles et flétris s'y colorent vite d'une teinte rose, comme les traits y reçoivent en peu de temps l'empreinte de la santé et de la force, comme les habitants des autres vallées étroites et sombres s'y remettent bientôt de leur disposition maladive! Par malheur, l'hiver, quoique moins rude que dans les autres vallées, mais toujours trop long, vient détruire de nouveau tous ces bons effets, tant par le froid que par la brièveté des jours. De là la mine un peu étiolée de quelques uns de nos paysans, qui, pour ne pas trop se ressentir des pernicieuses influences de l'hiver, auraient besoin d'une nourriture fortifiante, qui leur manque presque toujours. — Mais c'est bien autre chose, dès qu'il s'agit des personnes qui ne viennent à Ischl que pour y passer la belle saison. Elles y jouissent de tous les avantages de l'été, sans être exposées aux inconvénients de l'hiver. De ce que les habitants de notre vallée n'offrent pas toujours les signes d'une constitution parfaitement saine et robuste, on aurait donc le plus grand tort d'en conclure que les malades qui viennent y passer la saison des bains ne pourront pas retirer d'un tel séjour de bien grands effets. L'expérience de plusieurs années prouve le contraire. Ainsi nous pouvons affirmer que le séjour d'Ischl, à commencer de mai jusque vers la mi-octobre, est de l'influence la plus efficace sur les malades dont nous allons parler.

1° *Scrophuleux.* Il ne se passe pas une seule année

qui ne présente des exemples remarquables et nombreux des bons effets que produit sur les scrophuleux un séjour de quelques semaines à Ischl. Ils ne tardent pas à se sentir fortifiés, ranimés, vivifiés par la salutaire action de l'air qu'ils respirent et des bains dont ils font usage. À mesure que leurs traits gagnent une expression plus vive, leur paresse, leur indolence diminue; l'apparence édémateuse se perd, les engorgements des glandules se dissolvent, et toutes les fonctions organiques se font avec plus de régularité. Même les malades chez qui le mal a déjà fait plus de progrès et n'a pas seulement attaqué le système glandulaire, mais encore les membranes muqueuses et les os, recouvrent bientôt des forces, et se trouvent en état, au bout de quelque temps, de faire à pied des excursions sur les montagnes et dans les environs même éloignés, sans éprouver une grande fatigue. Et c'est à l'influence du climat, non moins qu'à l'efficacité des bains, je le répète, que doivent être attribués ces heureux résultats. — On remarque en effet, dans la maladie dont il s'agit ici, une marche irrégulière de la nutrition, qui se manifeste, tant dans le sang (par l'excès de l'albumine et la pauvreté de la fibrine, ainsi que de la matière colorante) que dans le système lymphatique et dans les glandules (par la présence d'une matière tuberculeuse riche en albumine et en caséum, mais privée des éléments si nécessaires pour la transformation organique qui doit se faire, tels que tissu cellulaire, fibrine, etc.). Il faut donc, avant toutes choses, que les malades affectés de scrophules soient soumis à des influences telles, que, d'une part, elles secondent la marche de la nutrition et l'acte de la respiration de manière qu'il se mêle au sang des éléments plus nutritifs, et que, d'autre part, elles activent la rénovation de la substance organique et, par suite, la résorption et l'expulsion de la matière morbifique.

Eh bien, toutes les conditions voulues pour cela se trouvent réunies à Ischl. Un air pur, clair, aromatique; une excellente exposition au soleil de midi; un climat des plus doux; une arène ouverte à tous les exercices propres à développer les forces musculaires : écoles de gymnastique et de natation, promenades superbes, et, par dessus tout, les bains de saline, dont nous allons bientôt parler, et qui influent principalement sur la résorption. On conçoit que, moins la maladie est avancée, moins la nature a perdu de ses forces, plus les moyens indiqués sont éclatants dans leurs effets. Voilà pourquoi les enfants surtout en retirent le plus grand avantage.

2° Le séjour d'Ischl est encore très-favorable aux *individus d'une constitution veineuse*, qui sont disposés ou même sujets aux angines habituelles (états congestifs de la gorge et du larynx), et à la blennorhée de la muqueuse bronchiale. Par les heureux effets de notre climat, la disposition aux affections catarrhales va toujours en diminuant et finit par se perdre; les individus qui en souffraient le plus pendant l'hiver s'en voient bientôt délivrés; la raucité de la voix, qui en dérive la plupart du temps, se passe; enfin les symptômes de la blennorhée des bronches ne se présentent plus avec la même intensité. La respiration se fait plus librement, grâce aux qualités bienfaisantes de notre atmosphère; l'expectoration devient plus facile; la toux diminue et ne tourmente plus le malade comme autrefois. Il nous semble que ces effets si salutaires sont dûs à deux causes : d'abord à l'influence immédiate de notre air aromatique et pur sur un sang d'une qualité plus veineuse, particulière à ces sortes de maladies; ensuite à l'action spécifique des vapeurs salineuses sur les muqueuses affectées, que l'on recommande au malade de respirer aux alentours des sauneries et dans les établissements de bains de vapeurs. Nous nous croyons d'autant plus fondé à émettre cette opinion, qu'elle se trouve tout à fait d'accord avec les résultats que l'on a obtenus des recherches faites en dernier lieu sur les dyscrasies du sang. On a trouvé que, chez de tels malades, le sang offre une surabondance d'hydrocarboïde et une petite quantité d'oxygène; — que le sang des individus d'une constitution veineuse est plus épais, que son cruor est plus pigmenté, tandis que la fibrine n'offre pas assez de plasticité; — que dans le plus haut degré de cette dyscrasie du sang l'albumine commence à prédominer considérablement, ce que l'on peut observer dans la matière blennorhoïque des voies pulmonaires; — matière dont l'organisme s'efforce de se dégager, pour ainsi dire, pour délivrer le sang de l'albumine qui s'y trouve en trop grande quantité, et pour rendre ainsi au sang son état normal. D'après ce que nous avons dit des qualités atmosphériques de notre climat, si favorables à l'acte de la nutrition et à celui de la respiration, il est aisé de concevoir combien le séjour d'Ischl est recommandable pour l'amélioration de cet état du sang. Surtout la respiration de l'air salineux qui entoure les sauneries semble être d'une grande influence; du moins l'expérience nous en donne assez de preuves. Ne pourrait-on pas aussi supposer, en théorie, que, par suite du contact immédiat du sel avec la membrane muqueuse des voies aériennes, celle-ci éprouve une modification salutaire dans son travail sécrétoire! — L'influence salutaire de notre air pur, aromatique, et salineux, se manifeste même dans la blennorhée bronchiale parvenue à un assez haut degré. Le soulagement qu'on en obtient est d'autant plus apprécié, qu'il n'est pas toujours en notre pouvoir de guérir radicalement de telles maladies, fondées ordinairement sur une disproportion trop considérable entre l'activité des poumons et celle du cœur, soit que le parenchyme des poumons ou quelqu'une de leurs parties soit impénétrable à l'air (par suite d'une compression ou d'un œdème, ou de produits muqueux, ou par plusieurs causes à la fois), soit qu'il se trouve dans un état de laxité ou d'atonie et que ses cellules respiratoires soient en partie trop dilatées (emphysème chronique), soit enfin que le cœur offre un vice organique. — Du reste, plus l'individu est jeune, plus, naturellement, la guérison est facile. Tout ce qu'on peut attendre dans un âge trop avancé, c'est un soulagement assez considérable pour que le séjour d'Ischl soit encore bien cher aux personnes affectées de telles maladies.

3° Notre climat est encore éminemment favorable aux *constitutions nerveuses*, soit que la faiblesse nerveuse existe dans toute son intégrité ou bien qu'elle soit fondée sur une dyscrasie telle que celles dont nous venons de parler. Il se présente souvent des malades qui se plaignent de toutes sortes de douleurs ou de sensations morbides, sans qu'il nous soit possible d'en trouver la cause dans une lésion organique. Les personnes ainsi affectées (les hypochondres, les femmes hystériques, etc.) se trouvent fort bien dans nos contrées, où, par l'effet d'une nutrition meilleure, elles regagnent bientôt des forces ; cette sensibilité extrême qui les épuisait diminue ; leurs nerfs se calment ; leur amabilité revient avec leur gaîté. Nous en disons autant à l'égard des personnes dont la faiblesse nerveuse provient d'une dyscrasie scrophuleuse ou veineuse, dont le pouls est petit, faible, accéléré, et qui se plaignent sans cesse de battements de cœur et d'un froid continuel aux mains et aux pieds; en un mot, à l'égard de tous les individus chez qui les fonctions organiques ne se font pas avec énergie. On n'a, pour s'en convaincre, qu'à ne pas perdre de vue ce que nous avons dit plus haut de l'influence du climat et de l'air sur le sang, sans oublier les impressions salutaires que fait sur des nerfs sensibles l'aspect d'une belle et riante nature. Nous verrons plus tard de quelle efficacité sont surtout les bains d'Ischl dans les cas cités.

4° Par les mêmes raisons le séjour d'Ischl exerce une influence très-salutaire sur les personnes qui ont leurs forces vitales *affaiblies* par l'âge, par des maladies, par des émotions, des agitations continuelles de l'âme, par de fréquents paroxysmes convulsifs, et dont le sang, par conséquent, est altéré, appauvri, dépourvu de fibrine.

5° Enfin on recommande le séjour d'Ischl aux *poitrinaires tuberculeux*. Sans nul doute qu'un air tranquille, doux, humide (comme l'est celui qu'on respire dans notre vallée en juin et juillet) et tout à fait exempt de poussière, doit convenir aux poumons tuberculeux. Cependant, notre air étant plus subtil que celui de la plaine, les poitrines malades le supportent quelquefois difficilement, surtout quand la maladie a déjà atteint son second ou son troisième degré, ou que le tempérament du malade offre tous les signes d'une grande artérialité, comme cela se rencontre ordinairement chez les tuberculeux proprement dits. Il en est tout autrement à l'égard de ceux qui ont une constitution scrophuleuse ou veineuse (atrabilaire) et dont les poumons sont, pour ainsi dire, devenus l'organe de dépôts et de sécrétions provenant d'une dyscrasie du sang, occasionnée par des désordres dans la chilification (scrophules) ou par des obstructions dans le système de la veine-porte (hémorrhoïdes, etc.). Sur de tels malades l'influence de notre climat est des plus salutaires. Mais, encore une fois, nous n'en pouvons dire autant à l'égard de ceux dont les formes corporelles annoncent dès leurs enfance ou dès leur plus tendre jeunesse, de manière à ne pouvoir s'y méprendre, une prédisposition à la phthisie innée ou qui présentent une habitude tuberculeuse proprement dite et qui ont toutes les précautions à prendre pour ne pas éprouver des crachements de sang. Ceux-ci n'en pourront tirer quelque avantage qu'au premier début de la maladie, et c'est au calme doux de l'atmosphère, à l'air si pur qu'on y respire, et surtout à l'excellent petit lait dont ils peuvent faire usage, que sera dû le bien-être qu'ils ressentiront. Voilà pourquoi les bons effets se font surtout remarquer chez les poitrinaires qui nous arrivent de Vienne, où les vents fréquents, la poussière, les brusques changements de température, les hauts escaliers à monter, les grandes distances à parcourir, mille autres circonstances qui n'existent point chez nous, sont autant d'occasions inévitables de cette maladie désolante. — On leur recommande aussi l'air des sauneries, d'une influence si salutaire sur les poumons; ce qui est d'autant plus indubitable, que, sans parler de tant d'autres preuves fournies par l'expérience, on ne trouve guère de poitrinaires parmi les personnes qui travaillent dans les sauneries ou dans les mines de sel.

Tables météorologiques.

I. Variations thermométriques exprimées en degrés de Réaumur [1]).

A. Moyennes mensuelles.

Dans les années	Janvier	Février	Mars	Avril	Mai	Juin	Juillet	Août	Septembre	Octobre	Novembre	Décembre
1839	− 2,25	− 0,60	+ 1,49	+ 3,92	+ 9,21	+15,49	+16,24	+13	+12,63	+ 9,53	+ 5,87	+ 1,70
1840	1,36	0,39	− 0,88	6,78	10,24	13,18	13,13	14	12,1	5,82	4,66	5,3
1841	2,04	1,4	+ 4,85	8,34	15,17	13,71	14,92	15,15	14,44	10,82	5,0	3,7
1842	3,81	3,28	2,57	5,62	11,44	14,10	15,01	16,33	13,02	6	1,90	0,39
1843	1,24	+ 2,66	3,15	7,58	10,52	10,92	13,97	15,34	12,37	7,73	3,45	− 0,09
1844	2,57	− 1,9	1,80	7,64	10,47	14,44	14	12,92	12,40	9,26	4,17	− 2,40
1845	0,12	3,6	− 0,70	7,52	9,49	15,26	16	14,7	13,60	8,24	5,63	+ 1,40
1846	2,35	+ 1,68	+ 4,78	8,63	14,40	15,90	16,64	16,47	14,90	10,80	3,02	− 0,09
En général	− 1,97	− 0,63	+ 2,14	+ 7	+11,32	+14,12	+15	+14,66	+14,38	+ 8,32	+ 4,14	+ 1,14

[1]) Nous en devons quelques unes à notre ami M. Tanzel.

B. Moyennes annuelles.

1839	1840	1841	1842	1843	1844	1845	1846
+ 7,17	+ 6,11	+ 8,55	+ 6,41	+ 7,15	+ 6,80	+ 7,19	+ 8,68

En général + 7,26.

C. Moyennes des saisons.

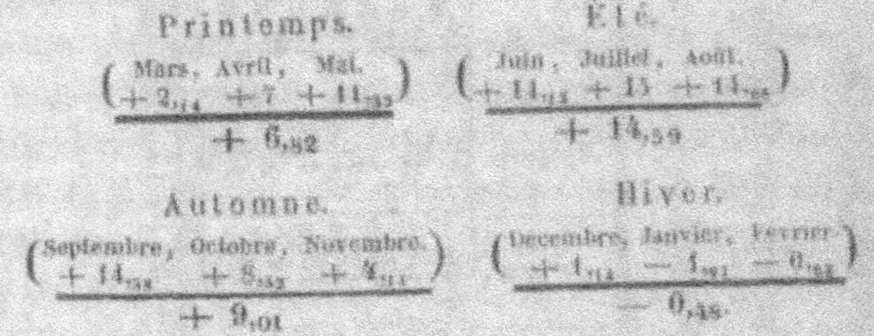

$$\text{Printemps.} \quad \left(\frac{\text{Mars, Avril, Mai.}}{+2,14 \quad +7 \quad +11,32}\right) \quad +6,82$$

$$\text{Été.} \quad \left(\frac{\text{Juin, Juillet, Août.}}{+11,14 \quad +15 \quad +11,84}\right) \quad +14,59$$

$$\text{Automne.} \quad \left(\frac{\text{Septembre, Octobre, Novembre.}}{+14,32 \quad +8,52 \quad +4,11}\right) \quad +9,01$$

$$\text{Hiver.} \quad \left(\frac{\text{Décembre, Janvier, Février.}}{+1,14 \quad -1,91 \quad -0,94}\right) \quad -0,48.$$

D. Moyenne, pendant la saison des bains.

Mai.	Juin.	Juillet.	Août.	Septembre.	Octobre.
+ 11,32	14,12	15	14,66	14,38	8,52

En général + 13.

E. Minima et Maxima.

	Minima.			Maxima.	
1839	— 16	au mois de Février	+ 26	au mois de Juin
1840	14,50	» » Janvier	23	» » Juillet
1841	15,25	» » Février	29	» » »
1842	15	» » Janvier	25	» » Juin
1843	10	» » »	24,75	» » »
1844	13,50	» » »	24	» » »
1845	18,30	» » Février	26,10	» » Juillet
1846	2,35	» » Janvier	24,2	» » Septembre

F. Variations thermométriques d'Ischl comparées à celles de Vienne.

a) Dans l'année 1846.

Mois	Lieux	Maxima	Minima	Moyennes	Différences des moyennes
Janvier	Ischl	+ 6,91	— 12,7	— 2,35	1,23 —
	Vienne	12,2	8,2	+ 1,12	+
Février	Ischl	+ 7,8	— 7,8	+ 1,68	0,71 —
	Vienne	8,9	7,5	2,89	+
Mars	Ischl	+ 11,7	— 9,3	+ 4,78	0,49 —
	Vienne	14,0	+ 0,2	5,27	+
Avril	Ischl	+ 15,3	+ 2,1	+ 8,63	0,78 —
	Vienne	17,5	2,7	9,41	+
Mai	Ischl	+ 22,8	+ 2,3	+ 14,80	1,0 +
	Vienne	22,4	1,8	13,46	—
Juin	Ischl	+ 22,8	+ 9,2	+ 15,90	0,60 —
	Vienne	25,9	8,3	16,50	+
Juillet	Ischl	+ 23,5	+ 11,4	+ 16,64	2,26 —
	Vienne	26,0	9,4	18,90	+
Août	Ischl	+ 23,3	+ 11,2	+ 16,47	0,83 —
	Vienne	25,2	11,3	17,30	+
Septembre	Ischl	+ 24,2	+ 6,5	+ 14,60	1,1 +
	Vienne	21,2	5,8	13,50	—
Octobre	Ischl	+ 20,8	— 0,1	+ 10,80	0,20 —
	Vienne	18,9	+ 1,2	11,0	+
Novembre	Ischl	+ 12,3	— 3,8	+ 3,62	1,22 +
	Vienne	10,4	5,0	1,80	—
Décembre	Ischl	+ 7,2	— 12,2	+ 0,0	1,26 —
	Vienne	6,3	11,4	— 1,26	+

Pour l'année:

	Maxima	Minima	Moyennes	Différence des moyennes
Ischl	+ 24,2	— 12,7	+ 8,68	0,44 —
Vienne	+ 26.	— 11,4	+ 9,12	+

b) Dans l'année 1847, durant la saison des bains.

Mois	Lieux	Maxima	Minima	Minima	Différences des moyennes
Mai	Ischl	+ 25,1	+ 3,7	+ 14,69	0,70 +
	Vienne	26,4	5,4	13,99	−
Juin	Ischl	+ 20,2	+ 5,5	+ 12,06	0,31 −
	Vienne	21	7,4	12,37	+
Juillet	Ischl	+ 22,1	+ 9,8	+ 15,06	0,88 −
	Vienne	23,5	9,3	15,94	+
Août	Ischl	+ 24,1	+ 9,3	+ 15,97	0,25 −
	Vienne	24,1	9,5	16,32	+
Septembre	Ischl	+ 21,8	+ 3,4	+ 11,13	0,38 +
	Vienne	19,1	5,5	10,75	−
En général	Ischl	+ 25,1	+ 3,4	+ 13,78	0,09 −
	Vienne	36,9	5,4	13,97	+

II. Variations barométriques exprimées en mesures de Paris.

a) Dans les années:

	1839	1840	1841	1842	1843	1844	1845	1846
Maxima	27,910	27,844	28,057	27,763	27,748	27,652	27,652	27,829
Minima	26,273	26,699	26,435	26,598	26,273	26,691	26,451	26,369
Amplitude	1,667	1,145	1,435	1,165	1,475	0,958	1,201	1,460

b) En général.

Maximum $27_{,8}$
Minimum $26_{,2}$

Amplitude $1_{,6}$

c) Oscillations comparées à celles de Vienne.

(Dans l'année 1846.)

Ischl.
Maximum 27,829
Minimum 26,369 } Amplitude 1,460
Moyenne 27,084

Vienne.
28,151
26,639 } Amplitude 1,512
27,500

Différence $0_{,416}$ − Ischl + Vienne

III. Distribution des jours par un temps beau, nébuleux, pluvieux (ou neigeux) dans les mois et dans les années.

a) Moyennes mensuelles tirées des observations faites sur une échelle de huit années (1839 — 1846).

Nombre des jours :	Janvier	Février	Mars	Avril	Mai	Juin	Juillet	Août	Septembre	Octobre	Novembre	Décembre
par un temps beau	$8^7/_8$	$3^7/_8$	$7^3/_8$	$8^7/_8$	$4^4/_8$	6	$6^7/_8$	$8^1/_8$	11	$8^3/_8$	$9^2/_8$	$11^3/_8$
par un temps variable	$10^3/_8$	$10^6/_8$	$13^2/_8$	14	$18^6/_8$	$14^6/_8$	$15^4/_8$	$14^7/_8$	$13^2/_8$	$16^3/_8$	$14^6/_8$	$12^1/_8$
— pluvieux (ou neigeux)	$11^7/_8$	$8^6/_8$	$10^1/_8$	$7^1/_8$	$7^6/_8$	$9^2/_8$	$9^2/_8$	8	$5^4/_8$	$5^7/_8$	6	$7^3/_8$

b) Moyennes annuelles des années.

Nombre des jours:		1839	1840	1841	1842	1843	1844	1845	1845
	par un temps beau	128	140	115	99	86	74	78	74
	par un temps variable	133	142	143	162	157	212	188	214
	— pluvieux (ou neigeux)	104	83	107	104	122	79	99	77

c) Moyenne annuelle générale.

Nombre des jours:			
par un temps beau	$99^2/_8$	{	temps serein
par un temps variable	$168^7/_8$	}	
— pluvieux (ou neigeux)	$96^7/_8$	}	temps humide

d) Ischl comparé à Vienne.

(Durant la saison des bains de l'année 1847.)

Nombre des jours:			Mai	Juin	Juillet	Août	Septembre	Octobre
	par un temps beau	Ischl	21	9	13	15	11	18
		Vienne	24	12	25	24	19	15
	par un temps variable	Ischl	6	10	12	12	8	5
		Vienne	6	12	6	5	7	9
	— pluvieux (ou neigeux	Ischl	4	11	6	4	11	8
		Vienne	1	6	—	2	4	7

B.

ISCHL
SOUS LE RAPPORT MÉDICAL.

Le traitement médical, à Ischl, se fait, selon les cas, ou à l'extérieur sous forme de bains, ou à l'intérieur en boissons, ou de l'une et de l'autre manière. Les moyens curatifs que nous possédons et dont nous nous servons à ces fins sont: les eaux salines, les vapeurs salineuses, les boues minérales, le petit lait, les sources minérales d'Ischl (salines ou sulfureuses) et les eaux minérales importées. Pour pouvoir traiter plus clairement notre objet, il nous semble convenable de nous occuper de chacun de ces moyens curatifs en particulier. Comme chez nous les bains tiennent le premier rang dans le traitement médical, ce sont eux que nous allons considérer d'abord en commencer par ceux d'eau saline.

I. Bains d'eau saline (Soolenbäder).

Le moyen curatif qui sert de base à ces bains consiste essentiellement dans une eau saline artificielle que l'on obtient de la manière suivante. On fait parvenir, au moyen de tuyaux, de l'eau naturelle dans les galeries des mines de sel, (à Ischl et à Hallstadt) et on l'y laisse séjourner, jusqu'à ce qu'elle soit suffisamment saturée de sel, par son contact avec les substances salines qu'elle dissout naturellement. À mesure que les autres matières non solubles se précipitent au fond, cette eau devient peu à peu claire et limpide, et constitue enfin ce liquide, appelé *Soole*, dont on se sert, non seulement pour les bains en question, mais dont on retire encore par évaporation le muriate de soude ou sel commun. Lorsqu'il est assez saturé, on le fait écouler par des tuyaux souterrains dans les salineries et de là, en quantité suffisante, dans les établissements de bains. L'art agit donc à peu près de la même manière et emploie les mêmes moyens pour produire cette eau minérale que la nature elle-même en créant des sources salées. En effet ces sources n'ont d'autre origine que les eaux des montagnes, les quelles, en pénétrant dans la terre, rencontrent çà et là sur leur chemin des salines, en dissolvent le sel, et s'échappent plus tard de terre, plus ou moins saturées, par une ouverture quelconque. Or comme notre eau minérale artificielle est plus saturée de sel que les sources naturelles, surtout que celle de notre endroit (appelée Maria-Louisen-Quelle), on s'en sert en même temps pour le but médical et pour le but industriel.

Avant de nous occuper du liquide en lui-même, c'est à dire, de la *Soole*, nous ferons mention des établissements dans les quels on en fait usage sous forme de bains, ainsi que de la manière dont on prépare ces bains.

Ces *établissements* sont au nombre de trois: 1° *Le Soolenbad* proprement dit, sur le Ferdinandsplatz (place de Ferdinand); 2° *le Soolen-Schlammbad*, dans le Rudolphsgarten (jardin de Rodolphe); 3° *l'ancien Soolenbad*, appartenant à M. Tänzl, qui le premier a fait construire des bains d'eau saline. — On prend aussi des bains à domicile, en y faisant apporter l'eau, mais ce n'est que par exception. — Les établissements de bains, surtout ceux que nous venons de citer nous les N° 1 et 2, offrent toutes les commodités que les baigneurs peuvent raisonnablement exiger et en même temps, par rapport à l'arrangement des bains, répondent parfaitement aux vues des médecins.

Le Soolenbad, proprement dit, offre un bel aspect extérieur; il ressemble à un temple grec; son portique est orné de 54 colonnes et de 8 pilastres corniers. Il contient actuellement vingt bains, dont dix à droite pour les dames, et dix à gauche pour les messieurs, — ainsi qu'une salle de conversation, où les baigneurs, avant ou après le bain, peuvent se promener tout à leur aise. Le local où l'on prend les bains se compose d'une espèce d'antichambre, garnie de petits effets de toilette, et du cabinet à bain, communiquant entre eux et offrant un grand espace en hauteur. Un ventilateur très-bien disposé et construit procure encore au baigneur l'avantage de se trouver toujours dans un air très-pur et de n'être pas incommodé comme ailleurs par des vapeurs de toute sorte. On prend les bains dans des réservoirs construits en bois, et assez spacieux pour pouvoir contenir de 15 à 16 seaux d'eau (Eimer). Des marches très-commodes conduisent au fond de ces réservoirs. On peut remarquer dans chacun d'eux un trou, correspondant aux tuyaux par les quels on fait entrer l'eau saline dans le bain. Pour se persuader que la quantité prescrite s'y trouve, on n'a qu'à regarder les lignes marquées sur les parois; elles servent à désigner les différentes mesures, savoir: d'un quart de seau à quatre seaux. Au dessus du bain il y a deux robinets, l'un pour l'eau chaude, l'autre pour l'eau froide, au moyen des quels on donne au bain le degré de température désiré ou prescrit, et qui laissent au baigneur la facilité de l'élever à son gré, lorsque, au bout de quelque temps, elle lui semble trop abaissée.

Pour préparer un bain, on commence par introduire dans le réservoir l'eau saline froide, telle qu'elle vient des mines et dans la quantité prescrite. On fait jouer à cet effet une pompe correspondante aux tuyaux souterrains. Ce n'est qu'après que l'eau saline a atteint la hauteur désirée qu'on ouvre les deux robinets destinés à laisser échapper l'eau commune, chaude et froide. Pour que la mixtion soit parfaite et que l'eau saline, d'une pesanteur spécifique plus grande que l'eau naturelle, ne reste pas au fond, on a soin, avant d'entrer dans le bain, de la faire bien remuer, au moyen d'une espèce de pelle, jusqu'à ce que la température désirée soit atteinte et égale dans toutes les couches du liquide. On trouve dans les cabinets tous les appareils nécessaires pour recevoir des douches de toute hauteur et de toute étendue ou prendre des bains d'aspersion d'une force plus ou moins considérable. Il y a aussi quelques bains, dans l'établissement en question, qui sont munis d'un mécanisme tout particulier, servant à introduire dans le liquide, de bas en haut et avec quelque intensité, un air frais, et à produire ainsi un certain bouillonnement de l'effet le plus favorable. Ces bains, appelés *Sprudelbäder* ou *Wellenschlagbäder* (bains bouillonnants), — parce que le liquide est maintenu dans un mouvement continuel, qui produit une sensation à peu près semblable à celle qu'on éprouverait en pleine rivière par l'effet des ondes, — forment en même temps une espèce de douche ascendante. Pour en augmenter ou diminuer la force, on n'a qu'à tourner en différents sens le robinet qui se trouve au dessus du bain.

Le second établissement, appelé *Soolen - Schlammbad* (bain de boue et d'eau saline), parce qu'on peut y prendre, outre les bains d'eau saline, des bains de boue, est moins considérable que celui dont nous venons de parler; il ne contient que dix cabinets avec antichambres, et il n'offre à l'extérieur rien de particulier. Il l'emporte pourtant à l'intérieur par quelques avantages. Les cabinets, aussi bien aérés, et aussi hauts que les autres, sont plus confortablement arrangés; on y trouve des réservoirs construits en marbre; il y a des poiles; — en sortant des cabinets on ne se trouve pas tout de suite en plein air, mais dans une espèce de corridor; ce qui est surtout bien agréable lorsqu'il fait mauvais temps, tandis qu'on peut se promener dans le jardin adjacent, quand le temps le permet. Du reste la disposition des bains est la même que dans l'établissement Nº 1; nous avons seulement à ajouter que dans chaque cabinet il y a encore une cuve pour y mettre de la boue minérale, en cas que l'on fasse usage de ces bains. Nous en parlerons plus bas en détail. Il ne s'agit ici que des bains d'eau saline.

L'établissement de M. Tänzl, qui a été le premier fondé, comme nous l'avons déjà dit, comprend un assez grand nombre de petits cabinets (24) de bain et quelques appareils de douche. Eu égard à la petite dimension de ces cabinets on doit dire que les bains sont assez-bien arrangés et bien entretenus. Les cuves étant moins spacieuses que dans les autres établissements, la quantité de saline que l'on y emploie est aussi moins grande et par conséquent le prix des bains moins élevé.

L'eau saline ne sert pas seulement pour des bains entiers; on s'en sert aussi pour des demi-bains, des bains de pied, etc.; ou bien on l'emploie en lotions ou fomentations.

Après avoir jeté un coup-d'œil sur nos établissements de bains, considérons maintenant les bains dans leur essence, dans leur principal moyen curatif, dans le liquide qui leur sert de base, et que nous appelons *Soole*. Au point de vue médical, il nous semble d'abord indispensable de prendre connaissance de ses composants chimiques.

En examinant *les composants chimiques et fixes du liquide salin*, nous les trouvons tels qu'ils suivent, d'après l'analyse qui en a été faite :

Degré de température	8° R.
Pesanteur spécifique	1,200
Apperçu des composants fixes dans	100
Muriate de soude	23,361
Muriate de magnésie	0,154
Muriate de chaux	0,044
Muriate d'ammoniac	traces
Brom - magnésie	0,005
Sulfate de soude	0,560
Sulfate de magnésie	0,059
Sulfate de chaux	0,204
Carbonate de magnésie	} 0,004
Carbonate de chaux	
Silice	0,020
Oxydule de fer	0,040
Matière bitumineuse	0,009
Total	24,460

On voit, par cette analyse, que les composants fixes de la *Soole*, à l'exception des traces de silice, d'oxydule de fer et de bitume, appartiennent aux sels alkalins, et que c'est surtout le muriate de soude qui domine au plus haut degré. Mais disons tout de suite que la quantité des composants cités n'offre pas toujours et strictement les chiffres indiqués ; on a observé qu'elle s'élève quelquefois jusqu'à 25 parties pour cent et même jusqu'à 26 (ce qui tient ordinairement à la saturation plus ou moins forte des eaux dans les mines de sel), de sorte que nous pouvons admettre que la quantité des composants fixes du liquide salin s'élève en général à près de 25 parties pour cent. Comme nous mesurons les liquides par seaux (*eimer*), — mesure d'Autriche, qui comprend 40 *mass* et qui correspond à 0,599 hectolitre de France, — et qu'un *eimer* de la *soole* (saline), pèse 128¾ livres d'Autriche [1]; il en résulte qu'un *eimer* ou seau contient d'ordinaire, en composants fixes, près de 32 livres, dont 30½ de muriate de soude.

Or la dite *soole* n'est pas employée pour les bains dans son état concentré; au contraire on l'atténue plus ou moins, selon les cas, avec de l'eau naturelle, de sorte que, pour pouvoir juger de l'état de saturation du milieu dans le quel se trouve le baigneur, il faut connaître la quantité du liquide que la baignoire contient à l'ordinaire, et la quantité de la *soole* que l'on emploie dans les différents cas. Eh bien, la baignoire contient ordinairement 15 *eimers* de liquide; la quantité de la *soole* dont on fait usage, varie, selon les cas, d'un ⅛ *eimer* à 3 *eimers*. Nous pouvons par conséquent ranger nos bains dans l'ordre suivant:

1° Bains qui contiennent ⅛ *eimer* de *soole* et 14⅞ *eimers* d'eau douce
2° » » » ¼ » » » » 14¾ » »
3° » » » ½ » » » » 14½ » »
4° » » » ¾ » » » » 14¼ » »
5° » » » 1 » » » » 14 » »
6° » » » 2 » » » » 13 » »
7° » » » 3 » » » » 12 » »

On voit par là que la quantité de la *soole* augmente dans la même proportion que celle de l'eau diminue; de

[1] Livre d'Autriche (32 *Loth*, à = 4 *Quentchen*) = 0,560 Kilogramme.

sorte que, si nous avons égard à ce que nous venons de dire sur l'état de concentration de la *soole* proprement dite, nous trouvons que les bains :

										livres de sel
1° contiennent, en composants fixes,				$\frac{5}{24}$ %₀,	ce qui correspond				à	4
2°	»	»	»	» $\frac{5}{12}$ »	»	»	»		» à	8
3°	»	»	»	» $\frac{5}{6}$ »	»	»	»		» à	16
4°	»	»	»	» $1\frac{1}{4}$ »	»	»	»		» à	24
5°	»	»	»	» $1\frac{2}{3}$ »	»	»	»		» à	32
6°	»	»	»	» $3\frac{1}{3}$ »	»	»	»		» à	64
7°	»	»	»	» 5 »	»	»	»		» à	96

Après avoir considéré les composants chimiques et fixes de nos bains, examinons maintenant leurs

Effets sur l'économie du corps.

Il est bien vrai que, lors même qu'on étudie avec la plus grande attention les qualités chimiques des eaux minérales, on n'est pas encore en état pour cela de décider en toute sûreté sur leurs effets médicaux, attendu qu'il y a dans les eaux minérales, outre les composants chimiques, d'autres agents curatifs, tels que le liquide lui-même, sa température, la méthode qu'on suit, *etc.*, toutes choses d'une grande influence ; attendu, d'un autre côté, que la quantité des composants chimiques, dans ces eaux, en général, est très-minime et qu'eux - mêmes perdent par leurs combinaisons de leur qualité première et doivent se modifier par conséquent dans leurs effets. Mais il n'est pas moins vrai qu'il n'en est pas ainsi à l'égard de nos eaux salines ; car la quantité des composants chimiques dans nos bains est incomparablement beaucoup plus grande que dans les autres bains d'eau minérale, et cet agent doit par conséquent l'emporter sur les autres dans son activité sur l'organisme. Comme le muriate de soude est leur principal composant et que les autres combinaisons chimiques, comparées, quant à leur quantité respective, avec l'élément cité, n'occupent qu'une place très secondaire, c'est à celui-ci et à son action, par conséquent, qu'il faut surtout avoir égard dans notre examen.

Nous croyons donc bien faire d'interroger aussi bien les vertus hygiéniques et curatives du muriate de soude que les effets produits par nos eaux salines tant dans leur usage à l'intérieur (en boissons) qu'à l'extérieur (sous forme de bains). — Voici ce que l'expérience nous apprend sous ces rapports.

Il est connu que le muriate de soude constitue un des ingrédients indispensables dont on se sert pour que le travail de la digestion s'opère d'une manière prompte et favorable à l'économie animale. Pour se convaincre au plus haut degré de l'influence extrêmement salutaire que le sel commun exerce sur la digestion, on n'a qu'à considérer les suites fâcheuses d'une abstinence plus ou moins prolongée de sel dans la nourriture; il en résulte une telle dépravation des substances alimentaires introduites dans l'estomac, qu'il s'y forme des helmintes ou vers, qui, au fur et à mesure qu'ils se développent et se multiplient, causent les plus grandes douleurs. C'est pourquoi les Hollandais punissaient autrefois leurs captifs en ne leur donnant pour nourriture que du pain non salé. On peut donc dire que le muriate de soude constitue un ingrédient à la fois nutritif et digestif, c'est à dire, un ingrédient qui aide à la digestion en stimulant les nerfs de la muqueuse de l'estomac. Resorbé pendant le travail de l'assimilation, il pénètre aussi dans la masse des humeurs et on le trouve dans le sang, dans la bile, dans le suc de l'estomac, dans l'humeur lacrymale, dans l'urine, etc.; il devient en quelque sorte, par conséquent, homogène à la nature animale, et il possède des vertus favorables à l'économie du corps. Il paraît même très-vraissemblable que la soude pure (alkali minéral) est pour l'organisation animale ce que l'alkali végétal est pour celle des plantes. Or, pour que le muriate de soude exerce continuellement son influence salutaire sur l'organisme, il faut qu'il ne soit pris à l'intérieur qu'à la dose ordinaire (hygiénique), plus ou moins grande selon les cas; car autrement nous pourrions observer des effets contraires et funestes à l'économie, comme nous aurons occasion d'en parler bientôt. — Mais il n'en est pas ainsi dans les cas où la digestion ne s'opère que lentement et difficilement, soit en raison de l'état pituiteux et glaireux des membranes muqueuses, soit en raison d'un état de torpeur générale comme chez les scrophuleux. Il faut, au contraire, augmenter alors la dose du muriate de soude, pour que son action salutaire puisse s'étendre et se développer. Si l'on fait prendre à de tels malades, pendant quelques jours de suite, ou 2 à 3 petites cuillères de notre eau saline saturée (*soole*) par jour ou plusieurs verres de notre source salifère (Maria-Louisénquelle), on observe qu'ils se débarrassent peu à peu des glaires adhérentes aux muqueuses de l'estomac et des voies respiratoires, que leur langue devient plus nette, que l'appétit revient dans sa première vigueur et que l'estomac reprend son état normal. Il est tout naturel que cet effet salutaire ne s'arrête pas à l'estomac. Comme le muriate de soude entre de même dans la masse des humeurs par l'effet de la résorption qui a lieu dans cet organe et les intestins, il y développe aussi son action à la fois stimulante et fondante, et l'on a vu ainsi, par l'usage continué des eaux salines, disparaître peu à peu des engorgements de différents organes, tels que le foie, la rate, le mésentère, l'estomac; on a vu décroître des tumeurs scrophuleuses et même s'atrophier des excroissances muqueuses, telles que les polypes. Toutes les fonctions sécrétoires et excrétoires deviennent plus réglées, et le malade regagne sa première force. — Mais dès que l'on prend ainsi les eaux salines, on ne peut plus dire que l'on fait usage d'un simple ingrédient hygiénique digestif; c'est alors un moyen curatif proprement dit, qui anime et excite l'action vitale de la muqueuse de l'estomac et favorise en même temps l'atténuation des humeurs, un moyen curatif qui emporte son caractère dynamique dans l'intérieur de l'économie sans qu'il en résulte aucune espèce d'échauffement. Toutefois, même dans les cas dont il s'agit, il faut penser au proverbe: *le mieux est l'ennemi du bien*, et ne pas faire prendre les eaux salines au delà d'un certain laps de temps, en observant, de plus, de ne les donner qu'en quantité modérée et proportionnée à l'individualité et à la maladie. — Si l'on augmente la dose, soit que l'on prenne quelques cuillères de plus de notre eau saline ou 2 à 3 verres de notre source salifère, soit que l'on prenne une assez grande quantité de muriate de soude ($\frac{1}{2}$ dr.) dissous dans l'eau, on observe que l'effet stimulant de sel s'arrête d'avantage dans l'estomac et dans les intestins, que la sécrétion et l'excrétion des liquides l'emporte sur la résorption et que les déjections alvines en deviennent plus fréquentes et plus copieuses. Quant à la résorption elle est presque nulle. L'action est donc plus locale. — Que si l'on continue cette dose ou qu'on vienne à l'augmenter encore, — le muriate de soude prend le caractère d'un remède irritant, il produit un état congestif ou même inflammatoire dans les parois de l'estomac ; les nerfs de cette partie éprouvent une grande irritation ; la sécrétion n'est plus si abondante que dans le dernier cas, elle peut même diminuer de plus en plus. Alors les malades se plaignent d'une sensation de chaleur, de cuisson, d'ardeur dans l'estomac ; ils sont attaqués de vomissements et de douleurs névralgiques. Voilà donc le muriate de soude devenu un remède des plus irritants, dont on se servira avec beaucoup de succès dans les cas où il s'agit d'opérer une vive dérivation des humeurs vers l'estomac, comme dans les hémoptysies violentes. L'usage du sel aura encore des suites fâcheuses, si on le continue trop long-temps, même en quantité modérée. Il se développe alors un état du corps qui offre les signes aussi bien d'une irritation nerveuse que d'une atténuation très-avancée des matières organiques par suite de l'action du sel introduit et résorbé sur les tissus et sur les liquides de l'économie. Il se manifeste une faiblesse générale des muscles, une prostration des forces digestives ; les malades se plaignent de douleurs fugitives, de battements de cœur, de dispnée ; la langue est chargée, les gencives deviennent molles et saignantes, le teint paraît blême et livide, le pouls est vite et faible.

On voit donc, par tout ce que nous venons de dire sur les effets du muriate de soude, qu'il peut agir sur l'économie animale d'une manière salutaire ou funeste, selon les différentes doses dans les quelles il a été administré à l'intérieur. Cela doit d'autant moins étonner que l'on peut observer les mêmes effets dans son action sur les plantes. Il est commu que, tandis qu'une petite quantité de sel, mêlée au sol, active beaucoup la végétation, une quantité trop considérable de la même substance peut la détruire entièrement.

Nous voyons par là que le muriate de soude et les eaux salines, lorsqu'on en fait usage à l'intérieur et à différentes doses, peuvent agir, selon les cas, — ou comme simple ingrédient nutritif et digestif, ou comme remède stimulant et fondant, ou comme remède dissolvant et purgatif, ou comme médicament très-irritant, ou enfin comme substance délétère et désorganisante. — Or, bien que les différentes manières d'administrer le muriate de soude modifient beaucoup son action sur l'économie animale, il y a pourtant dans son *action dynamique* un *caractère général* qu'il ne faut pas méconnaître: celui de stimuler et de favoriser la liquéfaction, dans le corps, des matières épaisses et tenaces. Il ne dépend donc que de la manière de l'administrer que les effets en soient plus ou moins favorables, et que l'irritation ne dépasse pas un certain degré. — C'est aussi ce que nous allons observer, à quelques différences près, dans l'emploi de notre eau saline à l'extérieur, sous forme de bains.

Occupons-nous d'abord des effets généraux qui surviennent pendant et après l'usage des bains d'eau saline, lorsqu'on les prend peu saturés de sel (d'un quart de seau à un seau d'eau saline) et à une température moyenne (23° à 28° R.) Voici ce que l'on observe.

Après être entré dans le bain on éprouve quelquefois un léger frissonnement, si l'on est d'une constitution délicate, et si la température de l'eau est au dessous de la chaleur spécifique du corps. Or cette sensation passe vite et fait place à celle d'un bien-être général. Cet état agréable se prolonge ordinairement pendant toute la durée du bain, qui ne s'étend guère qu'à une demi-heure, et provient du contact permanent des nerfs cutanés avec le liquide tiède. Il ne se passe pas un quart d'heure que l'on ne sente le besoin de lâcher de l'eau. L'urine est limpide et encore sans dépôt ; mais des réactifs employés ont montré quelquefois des traces de saturation alcaline. Le pouls souvent tendu et irrité, avant d'entrer dans le bain, devient mou, libre, et calme. Généralement on n'éprouve pas, comme dans d'autres bains, des sensations morbides telles que maux de tête, oppressions de poitrine, palpitations de cœur. Au contraire on voit souvent disparaître ces affections. La peau ne change pas de couleur, à moins qu'elle ne soit très-délicate. Dans ce dernier cas seulement une rougeur momentanée couvre la peau et cause une légère démangeaison. Ordinairement elle prend un goût salé, devient souple, molle au toucher, ce qui s'explique par l'échange chimique qui se fait entre les combinaisons de *soole* contenue dans l'eau et la sécrétion graisseuse de la peau. Quand on sort du bain on éprouve une grande légèreté de corps, un agréable sentiment de bien-être ; on se sent toujours fortifié. La transpiration ne paraît pas augmentée, elle est même diminuée, le tissu cutané perd sa laxité et se montre plein et ferme. Tandis que l'excrétion de l'urine augmente, on observe que les évacuations alvines sont quelquefois moins fréquentes. — Ces phénomènes se produisent d'une manière encore plus sensible, si l'on continue à prendre de la sorte les bains pendant quelques semaines. La peau devient moins sensible aux changements de la température ; la disposition du corps aux transpirations fréquentes, aux sueurs excessives, provenant d'une faiblesse générale, se perd de plus en plus ; s'il y a des varicosités aux membres inférieurs, on les voit diminuer dans leur diamètre ; la transpiration de la peau se montre ramenée à l'état normal ; les fonctions sécrétoires et excrétoires deviennent plus réglées ; on se sent de jour en jour plus fortifié.

En conséquence de ces effets, produits par nos bains, il n'y a pas de doute qu'ils fortifient la peau dans son action vitale, c'est à dire qu'ils déterminent et stimulent la reproduction de la peau dans toute son étendue, sans échauffer nullement le sang. Mais il ne se manifeste pas encore de ces phénomènes que nous appelons phénomènes *secondaires*, et qui nous font juger que les eaux absorbées et introduites dans la masse des humeurs commencent à y développer les effets stimulants et dissolvants de leurs constituants chimiques. Ces effets n'apparaissent que plus tard, lorsqu'on continue l'usage des bains ou qu'on les prend dès le commencement plus saturés (1 à 3 seaux) et qu'on en prolonge la durée. Encore se manifestent-ils alors d'une manière tantôt plus prompte, tantôt plus lente, selon la disposition de la peau et l'irritabilité des individus. C'est ainsi que l'on voit des malades se plaindre de légères horripilations, de chaleurs fugitives, de pesanteurs dans les membres, de douleurs plus ou moins vives, telles que maux de tête, douleurs rhumatiques, odontalgiques, palpitations, manque d'appétit et de sommeil; le pouls est agité, etc.; c'est une espèce de mouvement fébrile qui s'empare du malade. Mais cet état fébrile ne dure pas long-temps et finit par des évacuations critiques. Il est déterminé par l'action de la saline tant sur la peau que sur les membranes muqueuses qui tapissent les voies aériennes, le canal alimentaire, et les voies urinaires. On conçoit qu'un tel mouvement organique doit produire des changements remarquables dans l'économie. On voit peu à peu diminuer et disparaître toutes sortes d'engorgements, tels que ceux des glandes et des viscères du bas-ventre; on voit s'appaiser de même les douleurs rhumatiques ou névralgiques, et même s'évanouir tout à fait.

Les évacuations périodiques de sang, menstruelles et hémorrhoïdales, se montrent plus réglées, les mouvements se font
avec plus de légèreté, et toutes les fonctions s'exercent avec
une nouvelle énergie. — Il est bien vrai que, dans d'autres
cas, la réaction n'est pas toujours si vive. Néanmoins on
peut suivre de l'œil, pour ainsi dire, l'action irritante et
dissolvante de nos eaux salines. Le liquide pénètre avec
ses composants chimiques à travers la peau et entre dans
la masse des humeurs (le goût salin qu'on ressent plus
tard en donne la preuve, goût qui se retrouve dans les
fluides sécrétés et excrétés); les sécrétions deviennent plus
abondantes; les liquides mêmes, neutralisés par les composants chimiques, perdent leur qualité tenace; l'expectoration devient plus aisée; l'écoulement des urines plus
abondant, leur qualité change; les selles sont assez copieuses, la transpiration réglée. L'action des bains ne s'arrête
pas là. En se répandant sur le système des nerfs, elle excite
leur vitalité, active la circulation des humeurs, et provoque
ainsi des dégorgements salutaires. Les tumeurs torpides des
glandes deviennent plus sensibles, plus molles; elles diminuent
et se dissipent. On voit des athéromes se dissoudre, des
engorgements particuliers aux organes de la génération,
surtout chez les femmes, décroître peu à peu et disparaître.
Les malades se sentent délivrés de leurs douleurs, ils éprouvent une légèreté de corps qui leur rend cette sérénité de
l'âme, dont ils se sentaient privés depuis si long-temps.

Quelques baigneurs gagnent des éruptions à la peau,
ils se voient couverts çà et là de petites taches rouges ou
petites phlictènes, qui leur causent une légère démangeaison, et qui prennent rarement le caractère de vésicules ou
pustules. Elles se terminent ordinairement au bout de quel-

ques jours par une petite desquammation. Cette éruption, assez connue sous le nom de poussée ou éruption de bain, est bornée à la peau et n'a généralement aucune qualité critique. Quelques uns gagnent cette éruption dès le commencement de la *cure* (traitement), d'autres ne la gagnent jamais. On ne se trouve du reste ni soulagé par sa présence ni incommodé par son absence. Quelquefois cependant ces éruptions cutanées ne sont pas dépourvues de tout caractère critique; comme il y en a aussi qui ne se manifestent qu'entre le vingtième et le trentième bain, ou même plus tard, et qui, en se présentant sous la forme, ou de tubercules, ou de pustules, ou de petits furoncles, apportent aux malades un soulagement sensible.

De ce que nous venons de dire il résulte donc que les bains salins, s'ils sont administrés à une dose assez considérable de saline et pendant une assez longue durée de temps, produisent des effets irritants et dissolvants dans l'économie du corps; cela par la résorption du liquide à travers la peau dans la masse des humeurs.

Or, de même qu'on augmente à l'intérieur la dose de sel ou de saline, on peut aussi augmenter la concentration des bains salins en n'employant comme milieu que de la saline très-peu étendue d'eau douce, ou bien la saline pure. On s'apperçoit alors d'un effet plus local, plus primitif. Il est naturel que, plus la saturation d'eau minérale est forte, plus l'action irritante se fait sentir sur la peau, qui devient bientôt animée, plus ou moins rouge et très-sensible. Les effets secondaires ne peuvent alors se développer, la peau perdant dans un tel état d'irritation la faculté d'absorber le liquide, qui, lors même qu'il serait atténué par de l'eau douce, ne pourrait être absorbé qu'avec difficulté, le corps ayant beaucoup de peine à se tenir continuellement au fond de la baignoire. Leur action se concentre donc toute sur la peau, où elle produit une irritation plus ou moins forte.

Si l'on consulte maintenant les effets généraux du sel muriatique de soude et des eaux salines prises à l'intérieur et que l'on considère en même temps les phénomènes qui se développent pendant et après leur usage extérieur, on n'hésitera pas à reconnaître que les bains produisent des changements (primitifs et consécutifs) analogues à ceux qui se manifestent par l'usage intérieur, savoir: au premier degré de saturation, ils excitent la peau et en déterminent et activent la reproduction sans échauffer le sang en aucune manière; — au second degré, ils produisent déjà des effets plus ou moins irritants et dissolvants dans l'économie animale, ils provoquent la résorption du liquide et de ses composants chimiques, qui à leur tour stimulent toutes les fonctions sécrétoires; l'organisme se trouve en même temps fortifié; — au plus haut degré, ils déterminent un état d'irritation et de congestion locale de la peau qui ne permet aucune absorption du liquide. Dans tous ces effets produits par les bains d'eau saline, on ne peut donc méconnaître une *caractère général de leur action dynamique*, qui est de stimuler, d'irriter, et en même temps de favoriser l'atténuation, dans le corps, des matières grasses et épaisses; — ce qui est aussi le caractère dynamique de l'action médicale du sel et des eaux salines dans leur usage intérieur. Toute la différence qu'il y a, c'est que les bains produisent les effets mentionnés d'une manière plus lente et que de plus ils fortifient l'organisme.

De ce que nous venons de dire sur l'efficacité de nos bains, on a pu s'appercevoir que c'est le sel muriatique de soude qui y joue le principal rôle, soutenu encore dans son action par les autres sels, qui agissent de même comme irritants et fondants.

Or, bien que la constitution chimique de nos bains en forme le caractère distinctif et spécifique, et que ce soit elle, en définitive, qui en détermine ou en interdit l'usage, toujours est-il qu'il y a *encore d'autres agents* qui exercent de même une grande influence sur leur action médicale et qui peuvent même la modifier plus ou moins, tels que le degré de température, la durée du bain, l'administration de quelques autres curatifs, tant à l'intérieur qu'à l'extérieur, dont on fait usage en même temps.

Pour ce qui concerne la *température* des bains, il est connu qu'elle produit elle-même différents effets sur le corps, tels qu'un état d'irritation ou d'affaiblissement dans l'activité vitale, ou même de bien-être, selon qu'elle s'élève au dessus ou qu'elle s'abaisse au dessous de 23 à 28° R., ou qu'elle se maintient dans ce terme moyen. Mais par cela même elle modifie plus ou moins les effets médicaux des composants chimiques du liquide. C'est ainsi que les bains très-chauds ou très-froids, lors même qu'ils contiennent des composants chimiques, agissent plus par le degré de leur température que par ces composants, rejetés pour ainsi dire sur le second rang ; tandis que les bains tièdes, au contraire, laissent se développer les propriétés médicales de leur eaux minérales en même temps qu'ils provoquent un état de bien-être. — Il est certain aussi que *la durée* du bain n'est pas sans influence sur son efficacité ; par exemple, plus la durée des bains tièdes sera prolongée, mieux le liquide médical pourra s'insinuer à travers la peau dans la masse des humeurs et y développer son action, tandis que dans le cas contraire

94

l'activité des autres agents doit l'emporter sur celle des constituants chimiques. — Pour ce qui concerne enfin les modifications que l'efficacité des bains salins éprouve par l'action médicale des *autres moyens curatifs*, dont on fait fréquemment usage, tels que bains de vapeurs salineuses, bains sulfureux, petit lait, sources minérales, etc., — nous pouvons nous dispenser d'en parler ici, nous proposant de prendre note de leur influence salutaire, quand nous viendrons à considérer les maladies qui exigent plus particulièrement les bains d'eau saline. Occupons-nous auparavant des

Remarques générales à observer dans l'administration des bains.

Nous avons parlé jusqu'ici de l'activité des eaux salines et par suite de leur efficacité par rapport à leurs composants chimiques et par rapport à la différente concentration du liquide salin des bains, sans perdre toutefois de vue les modifications qu'ils éprouvent par l'action médicale des autres agents cités. On en saura conclure qu'il y a deux points généraux qui doivent nous éclairer sur les règles à suivre dans l'administration des bains, savoir : 1° le but médical que l'on se propose d'atteindre, et 2° l'impressionabilité plus ou moins considérable de l'individu.

Comme il s'agit chez nous principalement de provoquer le développement des vertus stimulantes et dissolvantes du muriate de soude et des autres sels, et par conséquent de favoriser la résorption du liquide et de ses composants, — en général, nous faisons donner à nos bains une saturation moyenne (de $\frac{1}{2}$ à 2 seaux de saline) et une température telle qu'elle permette une plus longue durée des bains (d'un quart d'heure à trois quarts) et qu'en ne donnant ni ne prenant au corps trop de chaleur, elle le maintienne dans un équilibre très-salutaire avec le milieu où il se trouve. La moyenne température de l'épiderme étant généralement de 28° R., nous faisons donner en conséquence à nos bains le degré des bains dits tièdes, en descendant de 27° jusqu'à 23° R. Or, comme le liquide contient une grande quantité de composants chimiques, que le muriate de soude, spécialement, constitue un corps qui s'empare du calorique avec avidité, et que l'organisme devient d'autant plus sensible par rapport aux divers degrés de température, que le milieu dans le quel il se meut est plus épais, on fera bien de remuer le liquide de temps en temps ou même d'élever sa température, lorsqu'au bout de quelque temps elle s'est trop abaissée. — Mais le but médical qu'on se propose n'est pas toujours de favoriser principalement la résorption des éléments chimiques; il importe quelquefois davantage de fortifier le corps, de reserrer la peau ou de produire une vive réaction ou même une irritation locale. Dans ces cas il faudra employer une saturation plus forte (3 à 4 seaux de saline); il faudra dans le premier cas, où il s'agit de fortifier le corps et de reserrer la peau, abaisser de plusieurs degrés la température du liquide et abréger la durée du bain, tandis que, dans le dernier, on aura soin de faire prendre le bain plus chaud, et qu'on en prolongera la durée.

Bien plus difficile est de déterminer d'avance les degrés de saturation et de température les plus convenables dans tel cas donné, vu l'impressionnabilité du corps, différente selon la nature de l'individu, selon sa constitution, son état de santé, ses habitudes, selon l'état de la température atmosphérique, selon que le corps se trouve en repos ou en mouvement. Toutefois il sera utile de faire attention aux remarques générales suivantes. — Plus la sensibilité est grande, la peau délicate, l'état du corps érétique, la maladie récente, moins il est convenable, naturellement, d'employer une forte saturation. Ainsi l'on commence chez les enfants par $\frac{1}{8}$ de seau du liquide salé, chez les femmes par un quart de seau, chez les hommes d'une constitution irritable et nerveuse par $\frac{1}{2}$ ou 1 seau. Dans tous les cas on fera bien de commencer par une petite dose du liquide salin pour éprouver d'abord comment on le supporte. On l'augmentera peu à peu jusqu'à ce que quelque altération se fasse sentir dans l'économie. C'est alors que l'on diminuera la saturation du bain ou que même, si elle est trop forte, on la fera tout à fait suspendre. Les efflorescences de la peau, qui se montrent parfois après quelques bains, ne sont d'aucune signification; il ne faut pas en prendre raison d'atténuer tout de suite le liquide salin, d'autant plus que le corps s'y habitue, et qu'elles ne tardent pas à disparaître pendant l'usage même des bains. On a recours à une saturation plus forte (2—3 seaux) à mesure que la peau se montre moins propre à l'absorption, qu'elle est plus endurcie, que la teinte en est jaunâtre, que le sujet est plus âgé, qu'il est d'une constitution plus phlegmatique, que la maladie est plus invétérée. Pour ce qui concerne le degré de température à donner au liquide, on fera toujours bien de suivre, comme le guide le plus sûr, la sensation qu'éprouve l'individu en entrant dans le bain et de considérer comme la plus convenable la température qui est la plus agréable au baigneur, et qui ne lui cause point de frissonnement ni aucune autre altération anormale de longue durée. Du reste, plus le corps se trouve en état de dégager une grande quantité de calorique, moins il est affecté par une basse température. C'est pourquoi les sanguins supportent mieux les bains frais ou froids que les phlegmatiques, tandis que ceux-ci supportent, à des conditions égales, un plus haut degré de chaleur que les tempéraments sanguins et irritables. C'est pourquoi, encore, tels individus qui sont dans la force de l'âge supportent moins les bains chauds que les vieillards; et que ceux qui se plaignent d'une digestion lente et pénible redoutent plus le froid que le chaud. Les personnes habituées aux bains de rivières et aux lotions froides prendront, toutes choses égales, des bains plus froids que d'autres qui y sont moins habituées. Les femmes pléthoriques se trouvent beaucoup mieux dans les bains frais (de 24 à 22° R.) que dans les bains tièdes (de 27 à 24° R.). Les malades qui souffrent des poumons, du cœur, des grands vaisseaux, et qui ont des dispositions à l'apoplexie, aux évanouissements, aux pertes de sang, ne feraient pas sans inconvénient usage des bains chauds, dont la température surpasserait le degré de chaleur du sang (28 à 29° R.). Les bains les plus exempts d'inconvénient, et dont on peut faire usage le plus fréquemment sont les bains tempérés ou tièdes (27 à 25° R.). Toutefois il y a des malades tellement sensibles et si irritables, que même les bains tempérés, lorsqu'ils dépassent tant soit peu la limite voulue, leur donnent des frissons. Or disons aussi que beaucoup de malades qui peuvent à peine supporter les bains ordinaires se trouvent pourtant fort bien dans nos bains salins. — Pour ce qui est enfin de la durée qu'il convient de donner au bain, — d'ordinaire, on la prolonge insensiblement d'un quart d'heure à une heure. Les personnes faibles et sensibles, celles qui relèvent d'une maladie grave feront naturellement bien de n'avancer qu'avec précaution.

Après avoir examiné les vertus médicales de nos bains sous le point de vue général, et après avoir donné des indications sur la manière dont il convient de les administrer, occupons-nous maintenant des maladies mêmes dans lesquelles ils trouvent principalement leur emploi. Que l'on nous permette seulement d'engager d'abord le lecteur à ne pas perdre de vue ce que nous avons dit des influences salutaires qui résultent de l'état climatérique de la localité, et à nous croire bien convaincu des grands avantages qu'en doit retirer le malade, ainsi transporté sous un beau ciel, au milieu d'une contrée ravissante, en face des plus riants spectacles de la nature, si bien faits pour rendre à l'âme et à l'esprit toute leur sérénité, à leur faire oublier les tourments et les soucis presque inséparables de la vie qu'on mène dans les grandes villes.

Maladies pour les quelles on recommande surtout les bains d'eau saline.

1. *Scrophules.* Pour éviter toute répétition, je me borne à rappeler ici, touchant la nature de cette maladie, les observations que nous avons déjà données à ce sujet dans le premier chapitre, en parlant des influences climatériques et de leurs effets salutaires sur les scrophuleux. Nous n'ajouterons que quelques mots relativement à son origine et aux formes qu'elle présente ordinairement. On est généralement d'accord, concernant la racine des scrophules, qu'elle prend son origine dans le système lymphatique, c'est à dire, dans l'appareil intermédiaire des vaisseaux et des glandes lymphatiques qui met en communication les organes de la digestion avec le système circulatoire du sang. Aussitôt que la matière morbifique (tuberculeuse) prend naissance

dans ces parties, il en résulte que le système lymphatique en souffre dans ces fonctions, et que, par suite, l'organisme animal en paraît plus ou moins affecté dans ses liquides et ses solides, dans ses tissus et ses systèmes (les glandes, les membranes muqueuses, la peau, les cartilages, les os). Que la maladie soit héréditaire ou qu'elle se développe par suite d'une nourriture malsaine, de l'habitation dans des lieux humides, froids, enfermés, obscurs, du manque d'exercice, etc., le dit produit scrophuleux ne perd rien de ses caractères essentiels. Or les individus qui en sont attaqués présentent, dans leur constitution, leur apparence extérieure, leur tempérament, des différences si remarquables, que l'on a dû distinguer de tout temps deux formes dans les scrophules : l'état d'éréthisme et l'état de torpeur. La première espèce se manifeste dans les constitutions délicates, aux formes sveltes et élancées, aux cheveux blonds, aux yeux bleus, au teint d'un rose pâle, — constitutions caractérisées surtout par un esprit vif et un caractère gai. L'autre se rencontre chez les individus d'une constitution lâche et phlegmatique, et se reconnaît à l'indolence de l'esprit et du corps, à la morosité du caractère, à la tuméfaction du ventre, des lèvres supérieures, et des ailes du nez, ainsi qu'au défaut de fraîcheur dans le teint. — C'est toujours l'enfance qui souffre au plus haut degré de cette maladie et qui en porte le germe fatal, destiné, si l'on n'y prend garde, à s'étendre sur la vie entière. Aussi la voit-on souvent dégénérer, dans l'âge viril, en tubercules des poumons, ou plus tard, à l'âge du déclin, tant chez les hommes que chez les femmes, en affections très-douloureuses des organes sexuels. — On ne saurait donc combattre assez tôt le produit tuberculeux dans son siège primitif (dans le

7 *

système lymphatique); d'autant plus que, par son influence nuisible sur toute l'économie, il donne lieu peu à peu à des symptômes plus ou moins graves, tels que, d'une part, mauvaises digestions, constipations, glaires, vers, etc., et, de l'autre, tuméfaction des glandes lymphatiques du cou, de l'aisselle, et des autres parties du corps, formation d'ulcères, blennorrhés, tumeurs blanches des articulations, carie des os, etc.; on ne saurait, dis-je, combattre assez tôt les causes favorables au développement de cette maladie, par des moyens tant hygiéniques que pharmaceutiques, propres à fortifier le corps, en même temps qu'ils favorisent la liquéfaction et l'élimination des produits tuberculeux.

Or on ne trouverait pas aisément un endroit qui, sous ce rapport, comme nous l'avons déjà dit, offre plus de ressources qu'Ischl. Un air très-pur, clair, embaumé par l'odeur des fleurs alpestres; une situation charmante, aimée du soleil; des promenades de toutes sortes, animées, riantes, pleines de vues pittoresques; des jeux gymnastiques; toutes sortes d'aliments au choix, fruits aromatiques, tels que fraises, etc., — toutes choses déjà propres par elles-mêmes à combattre la maladie dans sa première période, lorsque les parties solides du corps ne sont pas encore affectées. Mais, outre cela, nous possédons dans nos bains salins un remède reconnu de tout temps comme souverain contre toute affection scrophuleuse; — ce qui ne peut pas étonner, vu que l'efficacité des eaux salines est en rapport direct avec les glandes lymphatiques et leurs vaisseaux; vu qu'ils constituent un des moyens curatifs qui excitent et stimulent la résorption dans le système lymphatique, augmentent toutes les sécrétions et excrétions, et qui ouvrent, pour ainsi dire, toutes les voies pour l'élimination de la matière morbifique, en même temps qu'ils fortifient le corps. Ajoutons maintenant que l'efficacité de ces bains peut encore être augmentée par l'action favorable des autres moyens curatifs analogues, tels que les bains de vapeurs salineuses, de boue salée (dont nous nous occuperons bientôt en détail); ajoutons qu'elle peut même être modifiée et adoucie par d'autres moyens encore, dont nous sommes en possession, tels que notre excellent petit lait et les eaux minérales de toute sorte, — et on saura s'expliquer pourquoi les scrophuleux, à quelque degré que se trouve la maladie, qu'elle soit héréditaire ou acquise, et quelle qu'en soit l'espèce, trouvent toujours à Ischl une grande amélioration; pourquoi la guérison de cette maladie, ailleurs ordinairement aussi difficile que lente, s'opère plus aisément chez nous, et pourquoi la marche en est même assez rapide, si la maladie n'est pas trop enracinée; ce qui fait que c'est surtout pour cette espèce de maladie qu'Ischl a vu s'accroître de jour en jour sa réputation, comme le prouve le nombre considérable des malades atteints de scrophules qui y affluent chaque année. Avouons toutefois que, si la maladie a déjà attaqué les cartilages et les os, si les affections locales, résultat des scrophules invétérées, ont acquis, pour ainsi dire, une sorte d'indépendance organique, une nature idiopathique, dans ce dernier cas il ne suffit pas de quelques semaines pour sentir l'effet salutaire des bains. On doit se munir de patience et renouveler plusieurs fois la cure, pour être enfin délivré de cet ennemi rebelle.

Nous faisons prendre à tous les scrophuleux indistinctement les bains d'eau saline, à moins qu'il n'y ait dans tel ou tel organe un état inflammatoire bien prononcé qui s'y oppose pour quelque temps. À l'état d'éréthisme, la maladie

ne donne aucune contra-indication. Bien plus, les scrophuleux éréthiques, qui, entre autres choses, ne supportent pas
bien les bains purement fortifiants, se trouvent parfaitement
dans nos bains, propres à fortifier sans échauffer le sang.
Ce n'est que dans le cas d'une trop grande sensibilité que
nous atténuons l'effet des bains salins en faisant prendre du
petit lait au commencement de la cure et en n'avançant que
peu à peu dans la saturation du liquide ; nous abaissons
insensiblement la température du bain pour fortifier davantage le corps, ce qu'il faut surtout observer à l'égard des
enfants. Au contraire nous faisons généralement prendre
aux scrophuleux torpides des bains d'une température élevée
et d'une saturation forte. Dans le même cas, et surtout si
les muqueuses des voies aériennes sont affectées, nous faisons
aussi usage des bains de vapeurs salineuses, aux fins de rendre
la peau encore plus propre à l'absorption du liquide et d'agir
directement sur les membranes. À l'égard des malades dont
la digestion est lente et difficile, qui sont incommodés d'ai-
greurs, de flatuosités, de glaires, de constipations, nous
joignons à l'emploi des bains celui du petit lait ou des eaux
minérales dissolvantes et purgatives, selon les cas. Pendant
ce double traitement à l'intérieur et à l'extérieur les malades
se voient délivrés, à leur grand soulagement, des différentes
matières morbifiques qui chargeaient leur corps. Les urines
laissent voir souvent un dépôt blanc et glaireux ; il se manifeste aussi des crises dans les évacuations alvines et dans
les éruptions cutanées ; les engorgements et les tumeurs des
glandes lymphatiques diminuent de plus en plus ; le ventre
perd de son volume ; les muscles, auparavant mous et flasques, regagnent de la force ; la disposition aux sueurs
excessives disparaît et l'état cachectique est remplacé par

tous les signes de la santé. — Or nous ne pouvons trop répéter que ce sont surtout les scrophuleux du premier âge qui éprouvent ces effets salutaires.

Voici maintenant dans quel ordre on range les variétés plus particulières des scrophules d'après le degré d'efficacité de nos bains à leur égard :

1° *Scrophules lymphatiques*, se manifestant, à l'extérieur, par la tuméfaction des glandes du cou, des aisselles et de l'aine, ou, à l'intérieur, par des tumeurs isolées ou agglomérées aux glandes mésentériques et intestinales. Il est connu que ces affections peuvent subir toutes les métamorphoses qui sont dans leur nature : augmentation de volume, ramollissement, suppuration ou induration insensible. Plus ces tumeurs sont récentes et molles, plus l'effet des bains est satisfaisant. Au contraire, si la dyscrasie est ancienne, si les indurations persistent depuis long-temps ou que des ulcères dévastants couvrent déjà la peau, la marche de la guérison sera lente, et le traitement devra être plus compliqué.

2° *Tumeurs scrophuleuses* des glandes conglomérées, surtout des *mamelles*, des *amygdales*, des *testicules*, de la *prostate*.

3° *Scrophules des membranes muqueuses*, tapissant le globe de l'œil, le canal lacrymal, les voies aériennes (la cavité du nez, les organes respiratoires), les voies de la génération. Il faut connaître l'opiniâtreté de ces affections scrophuleuses, les quelles se manifestent sous forme d'ophthalmie, de rhume nasal, de catarrhe chronique, et de leucorrhée, pour savoir apprécier la valeur des remèdes qui, comme nos bains, agissent sur elles de la manière la plus efficace. Toutefois le traitement devra être plus ou moins modifié selon la forme qu'affecte la maladie. C'est ainsi qu'outre les bains d'eau saline on fait usage encore des bains de vapeurs salineuses dans les catarrhes, la leucorhée, le rhume ; du petit lait et des eaux légérement purgatives, dans les ophthalmies.

4° *Scrophules des os, des cartilages, et des ligaments*, se manifestant sous forme de gonflements extrêmement douloureux des articulations (tumeurs blanches notamment des genoux et des coudes), — ou sous forme de carie, faisant ses progrès ordinairement de dehors en dedans, — ou sous forme de la maladie des os dite *pédarthrocace* ou *spina ventosa*, la quelle consiste dans une intumescence inflammatoire très-douloureuse de la totalité ou d'une partie seulement des os, et qui se développe de dedans en dehors. Chaque médecin connaît les ravages que la maladie, parvenue à un tel degré, occasionne dans l'économie du corps. Bien que de tels malades ne puissent recouvrer leur santé dans nos bains que d'une manière très-lente, toujours est-il qu'ils éprouvent une grande amélioration dans leur état. Mais il faudra en outre, pour obtenir cette amélioration, recourir aux bains de boue minérale salée et quelquefois même aux remèdes intérieurs, sans s'écarter en rien des règles générales par rapport au degré de concentration et de température qu'il convient de donner aux bains, selon les différentes constitutions des malades.

5° Nous rangerons encore parmi les affections dont nous venons de parler celle de toutes les maladies qui se rapproche le plus des scrophules, le *rachitisme* ou rachitis. Cette maladie consiste dans un ramollissement des os, provenant de la privation du phosphate calcaire qui leur donne la solidité, et dans leur déformation. Un des symptômes les plus habituels est la déviation de la colonne vertébrale (en grec *Rachis*, d'où vient le nom de la maladie). Elle se combine avec le développement exagéré du système lymphatique et des glandes conglomérées, surtout de la rate. La tuméfaction de l'abdomen, les lésions des organes de la digestion, l'amaigrissement du corps, un état de faiblesse générale, sont des caractères qui lui sont communs avec les scrophules. Comme il s'agit surtout, dans cette maladie, de fortifier le corps en même temps qu'on doit l'aider à résorber et à rejeter au dehors, par les voies de sécrétion et d'excrétion, le produit morbifique qui corrompt les glandes, — évidemment de tels malades se trouveront mieux à Ischl que partout ailleurs, y pouvant jouir à la fois des vertus des bains et de tous les avantages d'un climat agréable, et, par tous les moyens dont nous avons parlé plus haut, prévenir les accidents ultérieurs qu'entraîne la maladie. Il va sans dire que, plus la maladie sera récente, plus l'effet des bains et du climat sera salutaire. Il importe donc de ne pas différer.

II. *Affections des voies génitales, chez la femme.* Après les scrophules, c'est dans les dites affections que l'efficacité de nos bains se fait sentir de la manière la plus éclatante. Toutefois, comme les organes de la génération, chez la femme, ont avec toutes les parties de l'économie une telle correspondance, que la moindre déviation de leur état normal suffit pour produire des lésions générales de toute sorte dans tous les systèmes, on concevra que, si nous voulions entrer dans les détails, il nous faudrait mentionner ici un trop grand nombre de maladies, qui tantôt se manifestent dans les organes de la reproduction, tantôt dans le système nerveux. Or, comme les symptômes morbides généraux disparaîtront en même temps que leur foyer (l'organe affecté de la génération) reviendra à son état normal, nous nous bornerons à indiquer les affections locales pour les quelles nos bains ont acquis une réputation très-méritée. Les voici:

1° *Engorgements de l'utérus et des ovaires.* Les engorgements de la matrice portent en général le caractère inflammatoire ou se montrent sous forme d'indurations, tantôt simples, tantôt squirrheuses, avec tendance à dégénérer en carcinomes. Ces derniers, qui offrent ordinairement des indurations partielles et comme isolées, ne surviennent que dans l'âge critique ou après la cessation anormale des menstrues, tandis que ceux qui présentent le caractère d'une phlegmasie ou d'une induration simple se déclarent aussi chez les filles et les femmes jeunes. La résolution totale des dits engorgements par l'usage de nos bains est d'autant plus probable, qu'ils ont lieu chez des individus jeunes, soit qu'ils dérivent des causes qui troublent le cours des menstrues, soit qu'ils se développent après l'accouchement précoce ou à terme. Mais on a vu s'opérer aussi la résolution d'engorgements survenus pendant l'âge critique, ou même un certain laps de temps après la cessation des menstrues, et ne se bornant pas seulement au cou de l'utérus, mais en affectant même le parenchyme. Surtout on peut espérer un effet très-salutaire de nos bains, quand les lésions dont il s'agit se montrent chez des personnes autrefois affectées de scrophules et reposent par conséquent sur une base scrophuleuse. On a même observé, quand la dégénérescence a déjà pris les caractères d'une induration très-suspecte, quand les engorgements laissent voir comme des bosselures et causent des élancements très-vifs, que les malades éprouvaient un grand soulagement et que la maladie était du moins rendue stationnaire par l'usage de nos bains. Or, comme une telle affection morbide est toujours çà et là accompagnée d'un état irritatif, congestif, et même inflammatoire, plus ou moins prononcé, et qu'en outre elle est presque toujours compliquée de stases dans les organes abdominaux, on conçoit que le traitement devra être modifié de diverses manières, soit par l'usage du petit lait, joint à celui des bains, ou par la diminution graduelle de la saturation, soit par l'emploi d'autres moyens curatifs à l'intérieur, tels, par exemple, que le petit lait et les eaux dissolvantes. Toutefois nous rattachons en partie les résultats heureux obtenus dans des cas semblables à d'autres causes ; — il est certain que le repos des organes sexuels, l'heureuse disposition de l'âme dans nos contrées ravissantes, la douce influence du climat, de l'air, du régime, y entrent pour beaucoup. — En ce qui concerne les engorgements des ovaires, on a vu s'opérer plusieurs fois, par les moyens indiqués, la résolution de tumeurs produites par une ovarite aiguë ou chronique, les quelles présentaient quelquefois un grand développement. Ce que nous avons dit par rapport au prognostic plus favorable que permettent les engorgements de la matrice, résultant des scrophules, trouve encore ici son application. Il va sans dire qu'aussi dans ce cas le traitement sera plus ou moins compliqué, et qu'il sera dirigé d'après l'état de la maladie et du malade.

2° *État de laxité et d'atonie*, qui survient aux organes sexuels et à leurs annexes, par suite de fausses couches, de pertes, de fièvres puerpérales, d'excès quelconques, d'accouchements laborieux, et dont résulte un affaiblissement local et général, qui se manifeste tant par un flux excessif du sang menstruel, les flueurs blanches, la stérilité, que par des mouvements nerveux de toute sorte, l'amaigrissement, l'anémie. — Ici le traitement doit être fortifiant. C'est pourquoi l'on fait prendre aux malades les bains plus frais, plus saturés, et mêlés même de globules ferrugineuses. On fait encore usage à l'intérieur d'eaux minérales fortifiantes. C'est ici encore que le repos des organes sexuels, l'influence salutaire de l'air montagneux et embaumé, entrent pour beaucoup dans l'amélioration très-sensible que les malades éprouvent au bout de quelque temps. À l'aide de ces moyens, les résultats fâcheux produits par cet affaiblissement local disparaissent, l'organe lésé reprend son état normal.

3° En troisième lieu nous devons encore citer ici *les suppressions, les diminutions, et le développement douloureux ou tardif des menstrues,* chez les jeunes filles, lesquels ont souvent des conséquences plus ou moins graves, telles que les pâles couleurs ou chlorose, ou des perturbations profondes dans le système nerveux. Comme les suppressions ou diminutions des menstrues ne constituent que très-rarement un état pathologique essentiel et qu'elles n'en sont le plus souvent qu'un des phénomènes nombreux ou le résultat d'altérations organiques de la matrice et des ovaires, on conçoit pourquoi nos bains se montrent si efficaces sous ce rapport. Mais, attendu que ces affections peuvent tenir ou à un état de surexcitation ou de faiblesse des organes cités, le traitement participera plus ou moins de l'une ou de l'autre indication donnée sous les numéros 1 et 2. On conçoit de même à présent pourquoi nos bains sont si préconisés contre la stérilité; — vice qui prend naissance dans les affections morbides dont nous venons de parler.

III. *Perturbations du système nerveux, appelées proprement hystériques,* se manifestant par des accès convulsifs plus ou moins généralisés avec ou sans perte de connaissance. — D'après les recherches faites en dernier temps par le Dr Schutzenberger, de Strasbourg, ces perturbations doivent leur origine, — *ou* à une excitation mécanique de l'ovaire (tenant de la nature d'une congestion, d'une inflammation, d'une dégénérescence, ou d'une névralgie), — *ou* à une excitabilité spontanée des nerfs sensitifs (liée à la constitution primitive ou développée sous l'influence d'une hygiène mal entendue; quelquefois aussi la conséquence et l'effet de l'anémose simple ou chlorotique), — *ou* à l'existence d'un état pathologique plus complexe, dans le quel la dite excitabilité est encore associée à un état morbide particulier de la moelle, inconnu dans son élément matériel, mais qui se reconnaît, au lit du malade, par l'existence de foyers permanents de sensibilité, dont l'excitation artificielle et mécanique (par exemple, par le toucher, etc.) est susceptible de produire aisément des mouvements convulsifs; donc à l'existence d'une excitabilité spontanée liée à une excitabilité pathologique. — Or que l'on réfléchisse maintenant aux effets spéciaux que les bains d'eau saline exercent sur les maladies des organes de la génération, principalement sur les ovaires; que l'on considère les effets fortifiants et irritants que ces bains, bien administrés (par rapport au degré de température, de saturation, et à la durée), peuvent produire sur les nerfs cutanés périphériques et, par suite, d'après les lois organiques de la sympathie et de l'antagonisme, sur les nerfs centraux; que l'on fasse attention aux autres agents curatifs, mentionnés déjà plusieursfois, qui coopèrent à l'action des bains, — et l'on n'aura pas de peine à concevoir pourquoi le séjour d'Ischl, pour les personnes affectées d'hystérisme, se montre si salutaire. L'effet favorable de nos bains se fera surtout sentir dans les deux premiers cas, lorsqu'il s'agit d'une irritation morbide de l'ovaire ou d'une excitabilité spontanée des nerfs sensitifs par suite d'une hygiène mal entendue ou d'un état anémique du corps; mais c'est au médecin à savoir approprier le traitement à l'individualité des malades, à décider si l'effet des bains doit être, ou non, augmenté par l'emploi des autres moyens curatifs dont il peut disposer, pour faire disparaître l'affection locale, diminuer l'excitabilité des nerfs, améliorer le sang, tels que le petit lait, les sources minérales, les douches et aspersions, les bains de vapeurs, les ingrédients ferrugineux, etc., le repos ou l'exercice, enfin l'observance d'une hygiène bien entendue.

IV. On a vu plusieurs fois, pendant l'usage de nos bains, des *hémorrhoïdes* supprimées redevenir fluentes; on a vu des varices flasques, insensibles, diminuer peu à peu dans leur diamètre et même finir par disparaître tout à fait. On a observé de même que les fonctions sécrétoires et excrétoires se montraient de plus en plus réglées, que, par suite, les malades se trouvaient délivrés de *douleurs rhumatiques ou hémorrhoïdales*, que leur peau perdait sa grande sensibilité et impressionabilité relativement aux influences climatériques; que la disposition aux sueurs excessives diminuait et disparaissait. Il n'est pas besoin de chercher bien loin pour nous expliquer ces effets salutaires. Il est connu que les maladies mentionnées attaquent surtout les constitutions veineuses, et qu'elles ont pour foyer des stases dans les viscères abdominaux, en conséquence des quelles toute la masse des humeurs acquiert une qualité morbide, en même temps que la circulation devient plus lente par la dilatation des veines, qui ne réagissent plus avec assez de force sur le mouvement du sang. Or, puisque les bains d'eau saline agissent comme moyens fortifiants et dissolvants, et manifestent ces vertus tantôt par l'augmentation de l'activité des organes sécrétoires et excrétoires, tantôt par l'endurcissement du tissu cutané, il n'est pas étonnant de voir diminuer et même disparaître les affections désignées ci-dessus. Disons toutefois que, lorsqu'il s'agit de guérir les varices des membres inférieurs ou des testicules nous joignons à l'usage des bains salins, des fomentations locales avec des compresses trempées dans le liquide saturé; nous faisons prendre en outre les bains plus froids; nous en augmentons la saturation en même temps que nous avons aussi recours aux bains de vapeurs salées, quand le malade est tourmenté de douleurs rhumatiques.

V. Enfin nous devons ranger au nombre des maladies pour les quelles on prescrit principalement les bains salins *les affections chroniques de la peau.* Mais, comme nous en parlerons plus tard, quand nous nous occuperons des bains de vapeurs salineuses, qui constituent le moyen le plus capable de combattre cette espèce de maladie, et aux quels nous ne joignons les bains salins qu'après avoir rendu la peau plus propre à l'absorption du sel, destiné à agir plus énergiquement dans l'intérieur de l'économie, — nous nous bornons à en faire mention ici. Disons seulement que l'efficacité des bains sera d'autant plus satisfaisante et sûre que la maladie de la peau sera de nature scrophuleuse ou que la peau même sera le siége primitif de la maladie (bien entendu, dans ce dernier cas, qu'il ne s'agit pas d'une affection locale et suspecte). Or on n'a qu'à se rappeler ce que nous avons dit de l'action de nos bains sur la peau et le système lymphatique, et des rapports particuliers que l'eau saline entretient entre cet organe et la masse des humeurs, pour se rendre compte des résultats favorables que l'on obtient dans les cas cités.

Circonstances plus ou moins désavantageuses pour l'emploi des bains.

Après avoir mentionné les maladies principales pour les quelles nous recommandons l'emploi des bains salins, il nous reste à indiquer dans quelles circonstances il faudra s'en abstenir tout à fait, ou du moins n'en user qu'avec précaution.

1° Le malade doit s'abstenir des bains dans les cas suivants: s'il souffre d'une affection inflammatoire fiévreuse, ou de congestions sanguines, ou d'hémorrhagies actives; si ses poumons sont déjà complétement envahis par des dégénérescenses organiques, telles que des tubercules très-avancés; s'il offre des signes manifestes d'une colliquation générale.

2° On lui recommandera d'en user avec précaution en cas de lésions organiques du cœur et des gros vaisseaux, de dispositions au vertige, aux évanouissements, et surtout s'il a déjà éprouvé une attaque d'apoplexie ou de paralysie, résultant d'une hypérémie active.

Toutefois, sous ce dernier rapport, on n'aura rien à craindre, si l'on se connaît parfaitement aux différentes manières d'administrer les bains et de les approprier, quant à la température, la saturation, et la durée, à l'individualité du malade et à la nature de la maladie.

Régles à suivre dans l'usage des bains.

Le malade fera bien de s'adresser au médecin pour tout ce qui concerne l'usage des bains, parce qu'il est défendu aux gens de service d'administrer plus de trois bains sans y être autorisés par une instruction médicale.

On ne prendra pas les bains pendant le travail de la digestion, ni après s'être échauffé ou avoir éprouvé quelque émotion morale. — Lorsqu'on prend en même temps à l'intérieur des eaux minérales ou du petit lait, il faut mettre un intervalle de quelques heures entre l'usage des uns et des autres, afin de ne pas troubler l'action médicale des bains. — Les malades faibles et délicats feront bien de ne pas prendre les bains à jeun. En général le temps le plus convenable, c'est une ou deux heures après un léger déjeuner.

On aura soin que le bain soit bien remué et qu'il ait toujours le degré de température qui a été prescrit. Quand on ne s'y trouve pas bien, il faut en avertir le médecin. Généralement, après un bain tempéré, on ne doit jamais se sentir échauffé ni frissonnant. — On entrera dans le bain jusqu'au cou, et on s'y tiendra sans aucune enveloppe, en se remuant et en se frictionnant le corps; à moins que l'on ne souffre de palpitations, ou d'oppressions, au quel cas on fera bien de garder le repos, et, si les sensations ne se passent pas bientôt, de tenir la partie supérieure du corps hors du bain, en ayant soin de se garantir du froid au moyen d'une chemise, ou, mieux encore, d'un gilet de flanelle. On fera bien de ne pas se mouiller la tête, ce qui occasionne des maux de dents et des rhumes, et devient très-nuisible pour les affections scrophuleuses des yeux. — Quand on se sent monter le sang vers la tête, pendant la durée du bain, il faut recourir aux compresses froides. Les congestions du reste disparaissent plutôt dans le bain qu'elles n'y apparaissent. — Le sommeil étant généralement dangereux dans tous les bains, on tâchera de s'en garantir par un mouvement modéré et continuel. — On restera dans le bain, selon la prescription, d'un quart d'heure à une heure entière. On ne fera pas augmenter arbitrairement la quantité d'eau saline.

On devra s'accoutumer à s'essuyer et à se frotter le corps, au sortir du bain, avec du linge non chauffé, afin d'endurcir la peau contre les changements de température. — Une petite promenade après le bain, quand il fait beau, ne peut pas nuire. Si le temps s'y oppose, le repos n'est pas moins favorable. Dans tous les cas il est bon de ne pas se mettre à table tout de suite après le bain.

Les sujets d'une constitution délicate feront bien de ne prendre un bain que tous les deux jours, surtout au commencement de la *cure*. — On suspendra les bains durant le flux menstruel; on les interrompra de même lorsqu'il survient un état fiévreux.

On voudrait que le médecin fixât d'avance et d'une manière tout à fait certaine le nombre des bains qu'il faudra pour que la cure soit complète; mais l'expérience la plus consommée ne pourrait répondre à cette exigence; d'autant plus qu'il peut arriver, pendant l'usage des bains, des accidents imprévus, qui nécessitent un changement dans le traitement. Pour la détermination du nombre des bains, on se règle sur le degré, l'espèce, l'âge de la maladie, et sur l'individualité du malade. On a bien adopté le nombre général de trente à quarante, qui suffit pour la majorité des cas; mais on n'a qu'à faire attention à la nature et à la décroissance lente de plusieurs des maladies qui sont du ressort de nos bains, pour se convaincre qu'il faudra quelquefois des mois, et même une réitération de la cure, pour obtenir une révolution salutaire, et arriver aux résultats désirés ; tandis que dans d'autres cas ou réussira quelquefois avec moins de trente bains dans le but que l'on se propose. Il est donc impossible de donner des règles fixes à cet égard, et c'est au médecin à suivre les effets des bains, pour être à même de savoir quand il faudra en cesser l'usage.

Nos bains comparés aux bains de mer.

Vu que le muriate de soude forme le constituant principal de nos bains, vu leurs autres constituants salins, on s'est plu à les mettre en parallèle avec les bains de mer. Nous croyons que c'est ici le lieu de dire notre avis à ce sujet. — Pour ce qui concerne l'état du liquide salin, dans le quel le baigneur se trouve, il est bien vrai qu'il ne dépend que de nous de donner à nos bains au moins le degré de saturation et la pesanteur spécifique de l'eau de mer. On n'a, pour s'en convaincre, qu'à se rappeler ce que nous avons dit à cet égard, page 80, et à regarder les chiffres suivants qui désignent la quantité de muriate de soude prise sur cent parties dans les différentes eaux de mer, d'une part, et leur pesanteur spécifique, de l'autre.

Quantité du sel commun sur cent parties dans

l'eau de l'Océan	côte d'Angleterre	$3_{,18}$ (d'après *Clemm*)
	Nord, à Norderrey $\begin{cases} \end{cases}$	$3_{,15}$ (» *Saltmann*)
		$3_{,23}$ (» *Brandë*)
» » la Méditerrané	Livourne . . .	$4_{,90}$ (» *Marcet*)
	Gibraltar . . .	$4_{,38}$ (» »)
	Marseille . . .	$3_{,94}$ (» »)
» » la mer Baltique,	Dobberan . . .	$1_{,69}$ (» *Link*)
» » » » Adriatique	Venise . . .	4 (» *Cenedella*)
	Trieste . . .	4 (» *Redaelli*)

Pesanteur spécifique.

eau de l'Océan . . . 1,028
» » la Méditerranée 1,0295
» » » mer Baltique 1,0066
» » » » Adriatique 1,02

d'après le *Dr. Karsten.*

Relativement au degré de saturation et à la pesanteur spécifique du milieu dans le quel se trouve le baigneur, on était donc bien en droit de placer nos bains salins à côté des bains de mer. Mais le parallèle n'existe plus dès que l'on veut bien prendre en considération les autres agents curatifs qui accompagnent l'usage des bains de mer et celui de nos bains. Car le baigneur se trouve, dans le premier cas, en pleine atmosphère, il respire un air frais et fortement imprégné de sel, il éprouve les effets salutaires du jeu des ondes et de leurs agents électromagnétiques; s'il sait nager, il peut en même temps se livrer à cet exercice; toutes choses dont il se trouve privé dans le second cas. Or que l'on réfléchisse maintenant que la température de l'eau de la mer n'est pas toujours la même, qu'il faut interrompre les bains si le temps est mauvais, tandis que dans nos établissements il est toujours dans notre pouvoir de donner à l'eau la température qui convient et que rien ne nous oblige à suspendre l'usage des bains; — que l'on ait égard à ce que nous pouvons augmenter ou diminuer, selon le cas, la saturation du liquide, tandis qu'il n'en est pas ainsi pour les eaux de la mer, où l'on remarque sous ce rapport des différences assez remarquables dans les différentes situations géographiques, et qui varient encore selon le temps qu'il fait, selon la température de l'air, selon la quantité des eaux douces qui affluent dans la mer; — que l'on ne perde pas de vue qu'il y a beaucoup de malades à qui l'air des montagnes convient beaucoup mieux que l'air de la plaine, et dont l'état réclame, outre les bains salins, quelques uns des autres moyens curatifs que nous possédons (tels que les bains de vapeurs salineuses, le petit lait, etc.); qu'il y en a enfin, surtout dans nos contrées, qui ne sont pas en état de faire un voyage souvent très-dispendieux sur les côtes; — et on en saura conclure que ce seront toujours les circonstances accessoires qui décideront le médecin ou le malade à donner la préférence aux uns ou aux autres. Disons toutefois que, si l'on restreint la comparaison et qu'on ne considère que les bains en eux-mêmes, sans égard aux avantages de localité, on devra sans doute avouer que les bains de mer l'emportent sur les bains artificiels par l'efficacité de leurs agents, ci-dessus mentionnés. Ajoutons pourtant que, si l'on se décide pour les bains de mer, on ne doit pas perdre de vue que le mouvement des ondes est plus prononcé dans l'Océan; que dans la Méditerranée le flux et le reflux est à peine sensible; que la saturation du liquide est au contraire plus marquée dans celle-ci que dans l'autre; que la température est plus élevée dans la Méditerranée, et qu'enfin, pour ce qui concerne l'eau de la mer Baltique, elle tient, sous ces rapports, le milieu entre les autres.

II. Bains de vapeurs salineuses.

Peu d'années après que l'on eut fondé dans notre endroit les bains d'eau saline, on songea à tirer profit de la grande masse de vapeurs salineuses qui s'élève continuellement des lieux où se fait la coction du dit liquide. D'abord on se contenta de faire promener les malades dans les sauneries et aussi près que possible de la chaudière. Mais à mesure que l'on obtenait des résultats heureux, l'affluence des malades devenait telle, que le travail industriel en éprouvait quelque dérangement. Il fallut donc, pour ne pas se priver de ce moyen curatif et pour ne pas déranger les sauniers dans leurs opérations, créer un établissement tout particulier, où l'on ne ferait chauffer la saline que pour en employer les vapeurs au profit des malades. Dans ce but, le docteur *Wirer* fit construire (1829) un établissement de peu d'étendue, où la chaudière à vapeur se trouvait placée au rez-de-chaussée du bâtiment, tandis que les petits cabinets de bain étaient situés au premier et au dessus de la chaudière; en sorte qu'ils recevaient par leur plancher percé de trous les vapeurs de la saline bouillante. Mais on ne tarda pas à s'appercevoir que ces vapeurs étaient beaucoup moins chargées de sel que celles qui se répandent des grandes sauneries; parce que la chaudière étant trop petite en comparaison des celles des dits établissements et ne pouvant contenir qu'une petite quantité d'eau saline, ne donnait pas une vapeur aussi dense. Cet établissement laissait en outre beaucoup à désirer sous le rapport de la commodité. Or, pour obvier aux inconvénients cités et mettre les malades en pleine et libre jouissance des vapeurs salineuses, d'un effet si salutaire, le gouvernement lui-même a fait construire à grands frais un établissement qui répond à toutes les exigences. Ce bâtiment, appelé *kais. kön. Salinen - Dampfbad* est adossé à celle des sauneries qui porte le nom de *Tyroler Pfannhaus*, et présente, tant au dehors qu'au dedans, un aspect assez agréable. Il contient au premier deux rangées de bains, bien éclairés et assez spacieux et en outre deux salles de conversation. Chacun des bains (au nombre de vingt) se compose d'une espèce d'antichambre munie de petits effets de toilette et d'un lit de repos, — et du cabinet de bain proprement dit. Il y a dans ce dernier une estrade plus ou moins percée à jour, — et, en proportion avec la grandeur du cabinet, les appareils nécessaires pour administrer des douches ou des aspersions avec de l'eau naturelle tiède, fraîche, ou froide, selon les cas. Tous ces cabinets ont leur plancher à jour et se trouvent placés au dessus de deux grands et larges canaux de bois, qui communiquent avec les parties de la saunerie où se fait la coction et l'évaporation de l'eau saline, au moyen d'une ouverture de sept pieds de large sur six pieds de haut, susceptible d'être plus ou moins diminuée, et en aspirent la vapeur au profit des baigneurs. Or, comme ces parties de la saunerie sont elles-mêmes en rapport avec les lieux où l'on fait sécher le sel par grandes masses, sur des barres de fer et sous l'influence d'une haute température, et où l'air par conséquent est très-imprégné de sel, il en résulte que les vapeurs s'en pénètrent encore davantage et parviennent, ainsi saturées à un haut degré, dans les cabinets de bain. Les vapeurs suivent d'autant plus aisément le passage indiqué, que la chaudière est couverte du côté opposé d'une espèce de paravent, et qu'en outre un ventilateur très-avantageusement placé au plafond des cabinets favorise la sortie des vapeurs de ce côté-là. Un avantage encore, c'est le calme presque continuel qui règne dans les mouvements atmosphériques de notre contrée, en sorte que les vapeurs n'éprouvent aucune dispersion. — Pour les malades qui ne font des vapeurs salineuses qu'un usage local, il y a encore dans l'établissement un cabinet particulier où les vapeurs ne pénètrent que par un petit tuyau au quel on peut appliquer au besoin un tube mobile et l'accommoder au but qu'on se propose.

Naturellement, comme aux heures où l'on retire du liquide salin le sel précipité, les vapeurs éprouvent une déviation dans leur passage à travers les tuyaux, on ne peut profiter des bains de vapeurs qu'à certaines heures déterminées, celles pendant les quelles s'opère la précipitation du sel et où le liquide n'est point troublé. Ces heures sont:

de $5\frac{1}{2}$ h. jusqu'à $7\frac{1}{2}$ h. du matin

» $8\frac{1}{2}$ h. » $10\frac{1}{2}$ h.

» $11\frac{1}{2}$ h. » 1 h.

On conçoit aisément que, plus les cabinets se trouvent placés près de l'endroit par où les vapeurs s'engouffrent dans les tuyaux, plus la température en est élevée. Cette différence de température, du premier au dernier cabinet, peut être évaluée à 5 degrés. Mais il ne dépend que de soi de l'élever ou de l'abaisser jusqu'à un certain degré; dans le premier cas, on n'a qu'à clore le ventilateur placé au dessus de l'entrée des cabinets en laissant un libre cours aux vapeurs par le plancher à jour; dans le second, on fait tout simplement boucher le plancher et ouvrir le ventilateur. Il faut voir tous ces établissements et leur organisation pour se convaincre, du premier coup d'œil, que l'on chercherait en vain dans d'autres localités un établissement de bains de vapeurs salineuses comparable à celui que nous possédons. On peut affirmer en toute conscience qu'il occupe le premier rang parmi les bains de cette nature; de l'aveu même de tous ceux qui ont visité les autres bains de l'Europe. — Toutefois on ne peut pas dire qu'il soit exempt de toute espèce d'inconvénient. Il y en a un qu'il faut signaler, celui qui force les malades à interrompre l'emploi des bains de vapeurs pendant la réparation qu'on est obligé de faire de temps en temps à la chaudière. Pendant l'évaporation du liquide salin, les sels peu solubles dans l'eau, tels que le sulfate de magnésie, s'attachent aux parois de la chaudière, où ils finissent par former une croûte si épaisse, qu'elle nécessite une interruption dans le travail pendant le temps qu'on met à la débarrasser de cette espèce de pierre salineuse, appelée *Pfannstein*, et par suite dans l'usage des bains de vapeurs. Heureusement cela n'arrive qu'une fois pendant toute la saison, et l'interruption n'est que de cinq à six jours.

Après avoir parlé de l'établissement, examinons maintenant de plus près le milieu dans lequel se trouve placé le baigneur, c'est à dire, *les vapeurs en elles-mêmes.* — On n'a qu'à rester quelques moments exposé à ces vapeurs pour se persuader, par les organes du goût et de l'odorat, qu'elles sont bien saturées des éléments salins. On n'a de même qu'à considérer les localités que traversent les vapeurs (par exemple les solives du toit) et à voir en quelle abondance le sel des vapeurs se précipite sous forme de cristaux aux parois, pour se convaincre de leur forte saturation. Mais la moindre quantité de vapeurs suffit déjà, pour en fournir la preuve évidente. On n'a, pour cet objet, qu'à exposer un petit verre plat à leur humidité et à le placer sous le verre objectif d'un microscope; on verra alors se former, à mesure que s'opère l'évaporation du liquide, de très-beaux cristaux de muriate de soude et d'autres sels; des cubes et des prismes ou isolés ou agglomérés et entassés les uns sur les autres.

À l'aide de *l'analyse chimique* on a trouvé que les dites vapeurs ne contiennent pas seulement du sel commun, arraché, pour ainsi dire, mécaniquemment au liquide salin, pendant l'ébullition, mais encore d'autres composants chimiques, savoir: de l'acide muriatique, du chlor, des traces d'acide hydrobromique, du brome, du chlorammonium, de la créosote, de l'eupion, du capromoor, etc. Ces composants doivent leur naissance en partie à la décomposition et à la volatilisation des sels suivants, qui se trouvent dans le liquide salin: muriate et hydrobromate de magnésie, muriate d'ammonium, — et en partie à la combustion de sa matière bitumineuse et organique. Pour s'expliquer la décomposition des sels on n'a qu'à considérer que la chaudière dans la quelle on fait bouillir la saline est en fer, ainsi que les barres sur les quelles on fait ensuite dessécher le sel, et que le degré de la température sous l'influence de la quelle se font ces opérations est toujours très-élevé. Or, comme le fer appartient aux métaux qui s'oxydent le plus aisément, et que le sel retiré de l'eau saline pendant son évaporation contient toujours encore du liquide saturé des sels les plus solubles et les plus susceptibles de décomposition, tels que le muriate et l'hydrobromate de magnésie, il s'ensuit que le fer s'oxyde en même temps qu'il décompose les bases des sels mentionnés et rend ainsi libres leurs acides: l'acide muriatique et l'acide hydrobromique. À leur tour ces acides se décomposent et donnent naissance au chlor et au brome. Le chlorammonium se volatilise sans se décomposer. — Pour ce qui est des constituants empyreumatiques, ils se développent, comme nous venons de le dire, par la combustion des composants organiques de la saline et donnent aux vapeurs leur odeur singulière.

Outre le caractère tout particulier que reçoivent déjà nos bains de vapeurs de la dite constitution chimique des vapeurs, ils l'emportent encore sur les autres bains de même sorte par la grande masse de vapeurs qui traversent les cabinets et l'extrême rapidité avec la quelle elles se développent et se renouvèlent continuellement. Pour avoir une idée approximative de cette masse de vapeurs, on n'a qu'à faire réflexion que l'on fait évaporer dans le *Tyroler Pfannhaus* (saunerie tyrolienne), toutes les 24 heures, environ 1450 pieds cubes de liquide salin et que, comme nous l'avons dit page 57, le volume des vapeurs, à leur plus haut degré de tension, comprend à peu près 1700 fois plus d'étendue que l'eau qui les fournit; en sorte qu'on pourrait évaluer le volume de vapeurs, par heure, et dans le cas donné, à environ 102,703 pieds cubes. À dire vrai, comme les vapeurs perdent d'autant plus de leur étendue, que la température de l'air environnant est moins élevée, on sera par cela même obligé d'abaisser plus ou moins ce chiffre. Or toujours se trouvera-t-il que les vapeurs embrassent une grande étendue. — Par rapport à la rapidité avec la quelle les vapeurs se répandent dans tout le local, on peut s'en convaincre par un coup d'œil jeté sur les cheminées à travers les quelles elles se dégorgent dans l'air. — Une chose qu'il faut remarquer encore, c'est que les vapeurs se développent d'une manière très-égale, ce qui n'est que la suite naturelle de l'ébullition incessante et toujours égale de la saline dans la chaudière. Voilà donc trois points essentiels par les quels nos bains de vapeurs se distinguent des autres bains de même sorte : *la constitution chimique des vapeurs, — leur grande masse, — et leur renouvellement continuel, rapide et très-égal.*

On en déduira sans peine quelle différence il y a encore entre nos bains de vapeurs et les bains russes, où l'on fait usage en outre de divers moyens accessoires pour augmenter l'action médicale des vapeurs, tels que légères flagellations à l'aide d'un petit fouet de bouleau, frictions au savon, etc. Tandis que l'on demeure avec plaisir une demi-heure et même plus dans les bains russes, on doit généralement quitter nos bains au bout d'un quart d'heure ou d'une demi-heure au plus, parce que les vapeurs salineuses agissent très-énergiquement sur quelques individualités. Toutefois on ne peut nier qu'il y ait une certaine analogie entre les bains russes et nos bains salineux par rapport à leur mode d'application, puisqu'on fait usage dans les uns et les autres des douches et aspersions d'eau froide. — Après avoir considéré les particularités de nos bains de vapeurs, examinons maintenant leurs

Effets sur l'économie du corps.

Relativement à la constitution chimique des vapeurs employées dans nos bains, on en peut conclure *a priori* que leur action médicale est à celle des bains de vapeurs d'eau douce comme l'action des bains de saline à celle des bains d'eau commune; en d'autres termes, que nos bains de vapeurs salineuses, en même temps qu'ils agissent sur l'organisme de la même manière que les bains de vapeurs simples, présentent en outre dans leur action médicale un caractère tout particulier par la présence et l'efficacité de leurs constituants chimiques. Cette conclusion a *priori* se trouve démontrée par une expérience de plusieurs années; expérience que viennent corroborer chaque jour les effets produits sur l'économie du corps durant et après l'usage des bains.

Considérons donc ces effets. Nous allons distinguer 1° les effets qui s'observent quand on prend les bains de vapeurs salineuses à une température et par une durée moyennes (34 à 38° R.; 5 à 15 minutes), et 2° les effets qui accompagnent et suivent l'usage des bains à une température plus élevée et par une durée considérable (40 à 50° R.; 20 à 40 minutes).

Voici ce que l'on éprouve dans le *premier* cas. On ressent tout d'abord quelque gêne dans la respiration, laquelle se passe bientôt pour faire place à une respiration libre et aisée; on éternue fréquemment; l'expectoration devient facile; le pouls acquiert une certaine mollesse. En même temps on sent une légère cuisson sur toute la surface de la peau, surtout aux endroits où son tissu est plus fin et plus délicat, comme aux paupières, aux mamelons, aux narines; sensation qui du reste se perd bientôt. La peau se couvre de gouttes de vapeurs condensées; elle devient très-souple, flexible, et douce; on se sent tout à fait à l'aise. La qualité salineuse et acide des vapeurs et des gouttes qui couvrent le corps frappe sensiblement les organes du goût et de l'odorat. Ces bains sont souvent supportés à merveille même par des malades qui ne peuvent pas du tout supporter les bains ordinaires ou d'eau saline, à cause d'une sensation de pesanteur que ces derniers leur font quelquefois éprouver vers la région épigastrique. Les aspersions d'eau plus ou moins froide dont on fait généralement usage avant de quitter le bain rafraîchissent le corps, et les baigneurs se sentent ordinairement fortifiés au sortir du bain. — Lorsqu'on fait prendre de cette manière les bains de vapeurs, et cela pendant quelques semaines, on s'apperçoit qu'ils produisent des effets secondaires dans le corps, dont quelques uns s'observent aussi après l'usage continué des bains d'eau saline (pris à une température moyenne et avec une saturation peu concentrée), mais dont plusieurs sont tout à fait parti-

culiers aux bains de vapeurs. Ainsi, par exemple, ils fortifient la peau, la prémunissent contre les atteintes extérieures, agissent d'une manière très-salutaire, comme dissolvants, sur les affections des glandes et des vaisseaux lymphatiques, ainsi que sur les engorgements des organes sexuels.
Mais, outre ces effets, dans les quels ils coïncident avec
les bains d'eau saline, ils en produisent encore d'autres, qui
se manifestent principalement sur les muqueuses des voies
aériennes. On a ainsi souvent observé que des malades qui
souffraient depuis long-temps d'angines chroniques et d'affections catarrhales des voies aériennes s'en voyaient tout à
coup délivrés, que même les blennorhées des muqueuses
aériennes en étaient par suite guéries ou du moins arrêtées;
que les malades dont la poitrine est tous les matins très-
obstruée de pituite, s'en débarrassent sans grand effort et
en éprouvent naturellement un soulagement très-sensible.

Il résulte donc de ce que nous venons de dire: 1° que
la peau et la membrane muqueuse des voies aériennes forment les organes intermédiaires par les quels les vapeurs
de sel agissent sur le corps et par les quels les composants
chimiques du fluide entrent dans son économie; 2° que les
bains pris de la manière que nous venons de le dire sont
très-propres à opérer convenablement l'imbibition et la résorption du fluide et de ses composants salins; 3° qu'ils
coïncident en grande partie, dans leurs vertus médicales,
comme fortifiants et fondants, avec les bains d'eau saline.
Les effets cités expliquent aussi le grand avantage qui résulte de ce que l'on réunit souvent l'usage des bains de vapeurs à celui des bains de saline, en faisant prendre d'abord
les premiers de la manière indiquée et ensuite les autres. Il
est certain qu'en rendant la peau plus molle et plus propre

à l'imbibition du sel, on augmente par là-même l'efficacité médicale des bains de saline.

Nous arrivons maintenant au *second* cas, celui où l'on prolonge la durée des bains de vapeurs salineuses, pris à une température moyenne ou même à une haute température. Voici ce qu'on observe alors. La turgescence et la rougeur de la peau augmentent, de même que la sensation de cuisson qu'on éprouve à toute sa surface; il se manifeste une surexcitation dans le système vasculaire; la respiration est gênée, le cœur bat fort, le pouls est vite et plein, la tête devient un peu lourde; la chaleur s'accumule tellement dans le corps, que les vapeurs cessent de se condenser sur la peau. Tous ces phénomènes vont en augmentant jusqu'à ce que l'organisme, poussé au plus haut degré de surexcitation, tend à détruire les effets de cette chaleur intérieure par une vive élimination des fluides élastiques et des liquides à travers la peau. Au fur et à mesure que la transpiration augmente, les autres phénomènes diminuent de même graduellement, jusqu'à ce qu'ils font place à une douce sensation de bien-être. La respiration se fait librement; les maux de tête, ainsi que les autres douleurs, s'évanouissent; la peau se montre souple, molle, flexible. Mais on ne doit pas trop prolonger la durée du bain, parce qu'une transpiration trop abondante entraîne un état de faiblesse générale. Aussi a-t-on soin, lorsqu'on prescrit ces sortes de bains aux malades, de leur faire administrer des douches froides, à plusieurs reprises, pendant la durée du bain, et surtout avant qu'ils quittent les cabinets, pour prévenir cet état de débilitation, et pour rendre au corps l'état de fraîcheur nécessaire.

Lorsqu'on fait répéter fréquemment ces bains, on trouve qu'ils produisent des effets secondaires analogues à ceux que l'on observe après l'usage des bains de vapeurs d'eau douce. Ils provoquent de même une forte réaction dans l'organisme, réaction toute salutaire; ils augmentent la transpiration; ils rendent mobiles les humeurs morbifiques stagnantes; ils servent à combattre avec succès les affections morbides provenant d'une transpiration supprimée, les rhumatismes, les paralysies, les roideurs dans les articulations, les dépôts goutteux, les éruptions cutanées chroniques, et les dartres.

Ainsi, comme on le voit, plus la température des vapeurs est augmentée et la durée des bains prolongée, plus aussi les bains agissent sur l'exhalation cutanée et sur la transpiration, tandis qu'au contraire la résorption du fluide et de ses composants chimiques est de beaucoup moindre que dans le premier cas, dont nous avons parlé plus haut; qu'en somme les agents chimiques des vapeurs ne paraissent ici qu'en second degré d'activité, tandis que l'humidité des vapeurs et leur chaleur s'exercent dans toute leur efficacité et toute leur influence sur l'économie du corps.

De ce que nous venons de dire sur les effets produits par les bains de vapeurs salineuses, il résulte : 1° que leur action médicale se modifie selon le degré de température des vapeurs et selon la durée du bain; car nous avons trouvé que les bains de vapeurs, employés à une température et par une durée moyennes, provoquent une exhalation cutanée modérée, en même temps qu'ils effectuent par l'intermédiaire de la peau et de la membrane muqueuse des voies aériennes une imbibition vive et une résorption soutenue du fluide élastique, tandis que les bains dont la température et la durée dépassent la limite mentionnée produisent surtout une forte transpiration et une excrétion augmentée dans la muqueuse des voies aériennes; 2° que les bains du premier ordre fortifient le corps en même temps qu'ils manifestent leur vertu fondante sur tous les liquides et solides de l'économie qui tendent à se condenser et à produire des stagnations dans les divers tissus; tandis que les bains du second ordre rendent plus mobiles les matières morbifiques et favorisent leur élimination à travers la peau et les muqueuses aériennes.

Concernant ces derniers effets, il faut avouer qu'il n'y a pas une différence essentielle entre l'efficacité des bains de vapeurs de sel et celle des bains de vapeurs ordinaires; bien qu'on ne doive pas oublier que nous sommes, en outre, dans le cas heureux de pouvoir faire succéder immédiatement aux bains de vapeurs les bains de saline; chose qui nous semble d'une grande valeur médicale, puisqu'il est reconnu qu'à l'aide des premiers on augmente, comme nous l'avons dit, l'efficacité des seconds. — Mais mettons même de côté cet avantage et accordons qu'il n'y ait, je le répète, aucune différence essentielle entre les vertus médicales de nos bains de vapeurs du second ordre et celles des bains de vapeurs ordinaires, toujours est-il que nous n'en pouvons pas dire autant de nos bains de vapeurs du premier ordre, répétés fréquemment. Leurs effets leur sont en partie propres et spéciaux; ils ressemblent aux effets produits par les bains de saline et ne peuvent être attribués à d'autres causes qu'à l'influence, à l'action médicale des composants salins des vapeurs; car on ne les observe pas à la suite des bains ordinaires employés de la même manière et par une durée égale. Comment, d'ailleurs, pas ne admettre que ces composants entrent réellement dans l'économie et y développent leur vertu médicale? quand on réfléchit que les vapeurs salineuses ne se mettent pas seulement en contact direct avec la peau, mais aussi avec la muqueuse aérienne, — quand on se rappèle avec quelle vivacité et en quelle abondance les vapeurs traversent le bain et combien l'action médicale de leurs composants chimiques est naturellement augmentée par leur renouvellement rapide et continuel. De toute nécessité il faut reconnaître que, — tandis que les bains du second ordre n'agissent que par l'humidité et la chaleur des vapeurs, produisant une transpiration tellement forte que l'absorption des composants ne peut s'opérer, — les bains du premier ordre permettent aux vapeurs et à leurs composants chimiques de pénétrer dans les tissus organiques et de développer par conséquent leur vertu médicale dans les divers systèmes de l'économie.

La conclusion que nous avons déduite *a priori :* savoir que les bains de vapeurs de sel coïncident, il est vrai, dans leur action générale avec les bains de vapeurs ordinaires, mais que leur vertu médicale prend encore un caractère tout spécial, dû à leurs composants chimiques, se trouve donc ainsi confirmée par les faits.

Remarques générales à observer dans l'administration des bains.

Nous avons dit plus haut que l'on doit faire attention, dans l'emploi des bains de vapeurs salineuses, à leur température et à leur durée. Quant à la durée, il est tout à fait en notre pouvoir de la prolonger ou de l'abréger à notre gré; mais il n'en est pas de même à l'égard de la température des vapeurs, aux quelles il est bien difficile de donner le degré précis qui convient pour le but qu'on se propose; d'autant plus que la température de l'air, se pesanleur variable, son état d'humidité ou de sécheresse, ont une très-grande influence sur leur réfrigération et leur condensation. Ainsi c'est un fait reconnu, que les vapeurs, quand il fait très-chaud, quand l'air est sec et le ciel serein, se refroidissent et se condensent moins vite et arrivent moins saturées de sel dans les cabinets de bains que dans le cas contraire. Or, comme les vapeurs les plus chaudes se trouvent dans les cabinets les plus rapprochés de l'endroit où elles entrent dans les tuyaux (voyez p. 119), et que naturellement elles sont moins chaudes dans les cabinets plus éloignés, on saura tirer parti de cette circonstance pour approprier leur température au but que l'on se propose. Voici ce que l'on a observé par rapport aux différents degrés des vapeurs dans les différentes températures de l'air, ainsi que dans les différents mois (mai, juin, juillet, août, septembre, octobre), et ce qui peut généralement et approximativement servir de guide.

Quand le thermomètre marque à l'ombre	la température des vapeurs au plus haut degré n'est que de
7° R.,	33° R. (Au commencement de mai, quand il fait mauvais temps.)
14 à 16° R.,	35 à 36° R. (À la fin de mai et au commencement de juin.)
16 à 18° R.,	36 à 40° R. (Fin de juin et commencement de juillet.)
18 à 20 à 22° R.,	40 à 45 à 52° R. (Mois de juillet et d'août, quand il fait un beau temps continuel.)

Les mois de septembre et d'octobre correspondent au mois de juin par rapport à la température des vapeurs. — En outre, on peut admettre comme fait général que les vapeurs manifestent un plus haut degré aux heures de midi que le matin et le soir et que c'est de 1 heure à 3 heures de

9 *

l'après-midi qu'elles sont le plus chaudes. Ainsi l'on a observé que les vapeurs, le matin et le soir (de 5½ h. à 7½ h.), présentent de 28 à 33° R., tandis que les vapeurs dont on fait usage dans la matinée, de 8½ h. à 10½ h., ou vers midi de 11½ h. à 1 h., offrent de 33 à 40 et même jusqu'à 46° R. La température des vapeurs s'élève encore plus haut dans l'après-midi, de 1 à 3 heures; mais alors on n'en fait pas usage. Enfin on s'est persuadé que les vapeurs entrent surtout avec une vive force dans les tuyaux et dans les cabinets, quand les vents soufflent de l'ouest et du nord; tandis qu'elles n'y entrent qu'avec lenteur quand le vent vient de l'est et du sud-est, ce qui n'arrive par bonheur que très-rarement.

Du reste on doit toujours consulter l'individualité du malade et son impressionnabilité, relativement à la température des vapeurs, bien que l'on n'ait pas à s'inquiéter trop des petites différences qui peuvent résulter d'un changement de temps, etc., attendu que les vapeurs sont moins susceptibles de s'échauffer que l'eau et que l'organisme supporte souvent les variations les plus subites de l'air sans inconvénient. Occupons-nous maintenant des

Maladies dans lesquelles les bains de vapeurs salineuses trouvent principalement leur emploi.

Quand on rapproche les effets secondaires des bains en question des effets que l'on obtient par l'usage des bains d'eau saline, on s'apperçoit d'un caractère commun dans leur action fondamentale. En effet les uns et les autres fortifient le corps et agissent en même temps sur l'économie comme fondants et dissolvants. Mais, comme dans les bains de vapeur, le fluide se trouve aussi en contact direct avec les muqueuses aériennes, leur action est par là-même plus étendue et plus énergique. Aussi s'en sert-on pour les mêmes maladies qui exigent l'emploi des bains salins, mais seulement quand les bains d'eau saline causent une sensation de pesanteur sur la région épigastrique qui ne permet pas d'en continuer l'usage, — *ou* dans les cas où il est besoin d'agir avec énergie sur le corps. On réunit alors, comme nous l'avons dit, les bains de vapeurs aux bains d'eau saline, en faisant prendre d'abord les premiers. Ainsi l'on emploie les bains de vapeurs :

1° dans les *scrophules* (v. p. 98) : *a*, quand les sujets présentent une constitution torpide, que la peau montre peu de vivacité, qu'elle est rude, sèche, froide au toucher, ou même couverte d'éruptions chroniques ; *b*, quand les membranes muqueuses du corps, surtout celles des voies aériennes et de la sphère génitale sont attaquées (blennorrhées scrophuleuses) ; *c*, quand les ovaires et l'utérus offrent des engorgements qui reposent sur une base scrophuleuse ; *d*, quand la maladie a déjà pénétré les systèmes fibreux et osseux.

2° Dans les *perturbations nerveuses mentionnées* (p. 108), quand elles sont survenues à la suite d'une répression ou suppression de quelque affection cutanée, qui persistait long-temps auparavant. Mais ce n'est pas tout encore.

Les bains de vapeurs salineuses s'emploient en outre et spécialement avec succès dans les maladies suivantes :

1° *Les affections chroniques des membranes muqueuses des voies aériennes*, qui offrent plus ou moins un caractère de laxité. Nous y comptons :

a, Le rhume de cerveau invétéré. Il y a des individus tellement disposés à cette affection catarrhale, qu'ils la gagnent à chaque changement de température et ne la perdent pas de tout l'hiver, vivant ainsi privés en quelque sorte du sens de l'odorat. Les bains de vapeurs salineuses sont d'un effet si salutaire pour cette affection, que plusieurs individus non seulement en ont été délivrés en peu de temps, mais même ne l'ont plus regagnée l'hiver suivant.

b, *Les angines (pharyngées et trachéales)* qui doivent leur origine à un engorgement chronique des membranes muqueuses et qui sont souvent accompagnées d'enrouement. Les malades regagnent peu à peu leur voix, les muqueuses reprennent leur état normal, et la disposition qu'on avait à ces sortes d'affections diminue de plus en plus, et disparait même tout à fait, quand on répète la *cure* deux années de suite.

c, *La blennorrhée de la muqueuse bronchiale* (catarrhe pulmonaire chronique), quand elle repose sur une dyscrasie du sang (veineuse, atrabilaire) et qu'elle est fondée sur des désordres des viscères abdominaux. On peut attendre de bons effets des bains, même quand la maladie est parvenue à un haut degré. Nous connaissons des malades d'une constitution atrabilaire qui sont venus chercher dans nos bains un soulagement à des toux très-invétérées, accompagnées de crachats épais, à des asthmes violents, dont ils souffraient périodiquement et qui s'en sont très-bien trouvés; nous les avons vus deux ans après dans un état de santé très-amélioré. — Toutefois nous devons à la vérité de dire que nous ne faisons pas seulement prendre à de tels malades les bains de vapeurs de sel, mais encore les bains de saline et le petit lait à l'intérieur, afin d'agir tout à la fois en dissolvants et altérants sur les organes du bas-ventre dans les stases des quels les maladies désignées ont bien souvent leur base. On ne peut non plus nier que l'influence salutaire de l'air des montagnes ne soit pour beaucoup dans la guérison de ces maladies (v. p. 64). Un fait qui a été confirmé par l'expérience, c'est que les résultats ne seraient pas si éclatants, que l'expectoration ne se ferait pas si bien, si nous ne faisions pas usage des bains de vapeurs salineuses. — Nous commençons du reste le traitement par les bains de vapeurs pris à une température et par une durée moyennes, que nous augmentons peu à peu. De plus nous habituons insensiblement les malades aux aspersions plus ou moins froides, que nous finissons par répéter plusieurs fois pendant la durée du bain. Les malades se sentent par là de plus en plus fortifiés; leur peau perd son impressionnabilité, et il arrive ainsi que les individus les plus sensibles aux diverses impressions de l'air peuvent ensuite supporter sans inconvénient tous les changements de la température.

2° *Les affections chroniques de la peau.* Les bains de vapeurs joints aux arrosements d'eau froide ont toujours été considérés comme les remèdes les plus efficaces contre les affections chroniques de la peau. Ce fait n'étonne nullement, si l'on considère, d'une part, que les vapeurs agissent sur toute l'étendue de la peau, qu'elles rendent son tissu très-flexible, qu'elles la détergent de toutes sortes de produits écailleux, croûtes, etc., qui la couvraient et la troublaient dans sa fonction naturelle; qu'elles se trouvent de plus secondées dans ce travail salutaire par la vive transpiration qu'elles provoquent; — et si l'on réfléchit, d'autre part, que les arrosions répétées plusieurs fois fortifient la peau, en même temps qu'elles en diminuent la sensibilité excessive. Toutefois nous ne voulons pas dire par là qu'il n'y ait qu'à prendre les bains de vapeurs pour être guéri de toutes sortes d'éruptions cutanées; car nous ne nous dissimulons pas que ces éruptions ne sont souvent qu'un dépôt de matières morbifiques rejetées de dedans en dehors, que les affections cutanées reposent pour la plupart sur des désordres intérieurs (dyscrasies du sang, dérangements dans les fonctions des viscères abdominaux, etc.) et que, par conséquent, il faut avant tout chercher à détruire la source de la maladie, pour en pouvoir obtenir la guérison radicale. Or on ne saurait nier qu'on réussira d'autant plus aisément avec les remèdes intérieurs, que l'on aura délivré la peau des produits morbifiques qui, en la couvrant, gênaient la liberté de ses fonctions, et qu'on lui aura rendu en même temps cette énergie dont elle a besoin pour regagner et conserver son état normal. Ajoutons que nous nous trouvons dans le cas heureux de pouvoir recourir immédiatement aux autres moyens curatifs auxiliaires, dès qu'il le faut (comme dans les cas où la maladie cutanée a sa source dans un désordre intérieur de l'économie animale), puisque nous possédons, outre les bains de vapeurs, les bains de saline, des bains sulfureux, des eaux minérales, et le meilleur petit lait qui se puisse trouver; et dès lors il sera facile de s'expliquer les résultats si satisfaisants que nous obtenons dans le traitement des maladies chroniques de la peau. Il va sans dire que l'effet de nos bains de vapeurs sera d'autant plus éclatant que la maladie aura son principe dans la peau même ou qu'elle reposera sur une base scrophuleuse; car dans ces cas nous possédons dans les bains de saline un remède auxiliaire des plus efficaces; d'autant plus efficaces, que l'infiltration du liquide salin à travers la peau devient naturellement plus facile par l'usage primitif des bains de vapeurs, et que les constituants salins entretiennent des rapports plus intimes avec cet organe. — On ne citerait peut-être pas une seule espèce de dartre qui ne soit du ressort de nos bains de vapeurs, joints aux bains salins et sulfureux ; mais, parmi les variétés de cette maladie dans lesquelles l'emploi de nos bains de vapeurs est très-salutaire, nous devons citer les suivantes: — les différentes variétés de l'*acne* (boutons pustuleux où vésiculeux) de l'*eczème* simple (herpes), les *dartres* humides, les *dartres* crustacées, les *dartres* squammeuses. — Comme dans le traitement des maladies chroniques de la peau par les bains de vapeurs le but n'est pas tant de faire absorber les composants du fluide salin que de provoquer une vive exhalation de la peau, de la rendre souple et de la fortifier en même temps, nous suivons dans leur emploi la méthode pratiquée dans l'administration des bains de vapeurs ordinaires. Nous augmentons peu à peu la température et la durée du bain ; nous répétons souvent les aspersions d'eau froide, auxquelles nous joignons des frictions, surtout au commencement du traitement, alors que la peau est sèche, rude, couverte d'écailles, etc.

3° *Les affections rhumatismales et arthritiques.* Les effets salutaires des bains de vapeurs et leur usage fréquent dans ces sortes de maladies sont tellement connus, que nous n'avons pas besoin de nous y arrêter. Nous nous bornons à dire que nous les employons comme auxiliaires des bains de saline, lorsqu'il s'agit d'exciter, de provoquer une réaction énergique et une vive transpiration chez les individus d'un tempérament torpide et dont la peau manifeste peu de vivacité.

Contre-indication des bains de vapeurs salineuses.

Ce n'est qu'avec d'extrêmes précautions qu'on fait usage des bains de vapeurs salineuses à l'égard des sujets très-nerveux et très-irritables et qui ont des dispositions aux crachements de sang et aux hémorrhagies; bien que nous connaissions des individus tuberculeux en même temps que nerveux qui ont retiré de ces bains le plus grand avantage. Néanmoins nous n'avons pas encore assez d'exemples semblables pour pouvoir recommander les bains de vapeurs salineuses aux tuberculeux proprement dits. — On doit les proscrire absolument dans tous les cas où il existe une sur-excitation du système circulaire, et à plus forte raison un état anévrysmatique, soit du cœur, soit des gros vaisseaux, — et toutes les fois qu'un organe intérieur de quelque importance est le siège d'une inflammation aiguë.

Règles à suivre dans l'usage des bains de vapeurs salineuses.

C'est au médecin à déterminer, d'après le but qu'il se propose, si le malade doit prendre les bains en question et dans quel temps il doit les prendre. — En général les heures de la matinée sont celles aux quelles on prend les bains. On les prend, ou avant de boire les eaux minérales, le petit lait, etc., et tout à fait à jeun, ou une heure après un déjeuner frugal. — Plus on prend les bains tard dans la matinée, plus on trouve les vapeurs chaudes. Comme on ne peut prendre les bains qu'à un certain temps fixe, on fera bien de venir exactement à l'heure. — On n'entrera pas constipé dans les bains, ni l'estomac rempli, ni après avoir éprouvé quelque émotion morale ou physique. — Ce n'est qu'exceptionnellement qu'on fait prendre les bains le soir et c'est au médecin seul à en décider. — On entre dans le cabinet de bain, le corps tout nu et sans aucune enveloppe. — Nous ne saurions trop recommander aux baigneurs de respirer d'abord profondément et la bouche ouverte, afin de prévenir par là les sensations désagréables résultant d'une difficulté de respiration qui survient quelquefois, si l'on n'y prend garde. — Il convient de prendre une position un peu horizontale sur l'estrade du cabinet, en tenant la poitrine un peu élevée, cette position étant la plus favorable pour l'inspiration des vapeurs. — Devient-il nécessaire de diminuer ou d'augmenter le degré de température, ce sera l'affaire des gens de service, qui connaissent les mécanismes et qui feront sortir ou entrer des vapeurs. — Selon la prescription du médecin, on se fera administrer une ou plusieurs fois les aspersions ainsi que les douches d'eau tempérée, fraîche, ou froide. — Tout en se tenant assez tranquille, qu'on se garde bien de se laisser aller au sommeil, ce qui pourrait avoir des suites fâcheuses. — On fera bien de se frotter un peu le corps. — Quand on sent des congestions vers la tête, on se fait administrer des aspersions et appliquer des compresses froides. On prévient les congestions de la poitrine en se tenant devant le nez et devant la bouche une éponge imbibée d'eau froide. — Si le baigneur éprouve un trop grande chaleur sans pouvoir transpirer, il faut qu'il se fasse verser à plusieurs reprises de l'eau fraîche sur le corps, ou qu'il boive un verre d'eau froide. — On restera dans le bain, selon la prescription du médecin, de cinq minutes à une demi-heure. — Sitôt qu'on éprouve des vertiges, des envies de vomir, de fortes palpitations de cœur, des anxiétés, il faut quitter le bain. — La dernière aspersion qu'on se fait administrer avant de sortir du cabinet de bain doit être telle, que le corps s'en sente tout à fait rafraîchi. — Les poitrinaires tuberculeux qui font usage des bains de vapeurs doivent s'abstenir des aspersions froides ou n'y recourir qu'avec toutes les précautions possibles. Il est nécessaire qu'ils quittent le bain aussitôt qu'ils éprouvent une titillation au larynx, surtout si elle est accompagnée d'un accès de toux. — Après le bain on se fait couvrir d'un manteau approprié à cet usage, et l'on se met sur le lit de repos qui se trouve dans la chambre attenante, pour y attendre la transpiration, s'il en est besoin, ou bien l'on s'habille à l'instant, après s'être bien séché le corps, quand on n'a pas pour but de provoquer une vive exhalation de la peau. — C'est au médecin à décider si le malade doit prendre ou non les bains d'eau saline après les bains de vapeurs. — Une chose à regretter, c'est que les deux établissements ne soient pas attenants l'un à l'autre. Aussi fera-t-on bien, quand le temps est mauvais, de se servir de porte-chaises, ou du moins de se vêtir un peu chaudement. C'est surtout de quoi il faut se préoccuper, quand on prend les bains par un mauvais temps. — Pour ce qui concerne le nombre de bains à prendre, nous renvoyons le lecteur à ce que nous avons dit sous ce rapport, en parlant de l'emploi des bains de saline (page 114).

III. Bains auxiliaires.

Outre les bains dont nous avons parlé jusqu'ici, il y en a encore d'autres dont nous ne faisons, pour l'ordinaire, usage qu'auxiliairement et pour compléter ou modifier les

premiers dans leur action médicale. Ce n'est qu'exceptionnellement que nous les employons tout seuls. Ce sont *les bains
sulfureux*, *les bains de petit lait*, et *les bains de boues*.

1° Bains sulfureux.

La source sulfureuse que l'on emploie pour ces bains
se trouve dans une des cavités des mines de sel (*Leopold
Stollen*), à une profondeur de 250 brasses au dessous de la
surface de la terre et présente un bacin de près d'une
☐ brasse de largeur. Elle fournit environ 100 seaux d'eau
en 24 heures. On est encore obligé jusqu'à présent de transporter ces eaux dans les établissements de bains, en attendant que l'on construise des tuyaux de conduite, comme
pour la saline. Elles sont claires et limpides, répandent une
forte odeur d'acide hydro-sulfurique, offrent une température de $10\frac{1}{2}°$ R., et ont donné à l'analyse qu'en a faite le
professeur Meissner, sur 1000 parties du liquide:

de muriate de soude	5,17
» sulfate de soude	1,60
» carbonate de soude	traces
» carbonate de chaux	0,80
» carbonate de magnésie	0,73
» sulfure	1,31
Total	9,61

La quantité de l'acide hydro-sulfurique n'est pas indiquée.

Nous devons aussi faire mention d'une autre source
sulfureuse, située à *Aussenweissenbach*, à 1 heure d'Ischl,
tout près du chemin qui conduit à *l'Attersée*. On en fait
aussi un emploi médical. L'analyse chimique qui en a été
faite par M. Erlach a démontré sur 1000 parties la présence:

de muriate de souda	1,0150
» » » chaux	0,0420
» sulfate de chaux	0,1951
» » » soude	0,1250
» carbonate de chaux	0,0912
» » » magnésie	0,0416
» » » soude	0,2000
» sulfure de soude	0,0391
» acide sillique	0,2500
» matière bitumineuse	traces
Total	1,9950

Les carbonates de chaux et de magnésie se trouvent dans la source à l'état de bi-carbonates.

Les eaux de la première source sont plus en vogue, par la raison que le muriate de soude qui y est contenu dans une assez grande quantité et le sulfure lui attribuent en même temps les vertus médicales des eaux sulfureuses et salines; chose qui ne se rencontre pas ordinairement, et dont, par conséquent, on fait bien de tirer parti au profit des malades.

On les emploie de préférence le plus souvent combinées avec les bains salins :

1° dans *les éruptions cutanées chroniques*, telles que *les herpes furfuracées (psoriasis, pytyriasis)*, certains varus *(acne)*, *l'impétigo*, *la gale*, etc.

2° Dans *les affections chroniques qui dépendent d'une dyscrasie psorique*, telles que les blennorrhées pulmonaires.

3° Dans la dyscrasie du sang qui provient de l'usage trop prolongé du mercure.

4° Enfin on les ordonne aux individus qui ont une disposition hémorrhoïdale.

C'est au médecin à reconnaître quand il convient d'employer les eaux sulfureuses pures et quand et dans quelle proportion on devra les mêler avec les eaux salines. Il n'y a point de règle générale à cet égard.

2° Bains de petit lait.

Nous avons déjà eu occasion de dire que notre contrée réunit tous les avantages désirables pour l'entretien des bêtes à grosses cornes. On n'a qu'à jeter un coup d'œil sur les vastes et abondantes prairies qui la couvrent, pour voir combien la pâture y est excellente, et pour se persuader en même temps de l'excellente qualité du petit lait. Comme le nombre des vaches est assez considérable pour pouvoir fournir une grande quantité de lait, on a pu introduire chez nous plus aisément qu'ailleurs l'usage des bains en question.

Nous aurons bientôt l'occasion de nous occuper du petit lait en particulier; disons ici, en attendant, que le petit lait constitue un remède des plus doux, propre à calmer la trop grande sensibilité des nerfs, ainsi que toute sorte de surexcitation sanguine, en même temps qu'il agit comme dissolvant et nourrissant. D'où l'on peut juger quand on devra l'employer pur ou mêlé avec de la saline sous forme de bains. — On l'emploiera mêlé avec de la saline, quand on a pour but d'adoucir l'effet irritant de la saline, comme chez les individus très-sensibles et très-délicats, à la peau fine et transparente; ou lorsqu'on suppose un état d'irritation dans quelque organe surtout chez les femmes; ou encore lorsqu'il s'agit d'annuler ou de tempérer l'influence irritante de quelque sécrétion âcre et morbifique. Mais on l'emploiera pur ou plus ou moins étendu d'eau douce quand il s'agit de donner à la peau de la souplesse et de la flexibilité, de la rendre élastique, molle, et polie, par conséquent comme cosmétique; ou quand on se propose d'aider à la nutrition par l'intermédiaire de la peau.

3° Bains de boues.

Les boues dont nous faisons usage sont de deux sortes : 1° *boues minérales*, et 2° *boues proprement dites* (boues de marais, limon).

1° Les boues minérales (*Bergschlamm*, *Schwefelschlamm*) se trouvent près de la source sulfureuse dont nous avons parlé plus haut, dans une des excavations des mines de sel (*Ischler Salzberg*). Elles sont de couleur grise et contiennent, d'après l'analyse chimique qui en a été faite, sur 100 parties :

$$
\begin{array}{lr}
\text{de soufre} & 56{,}20 \\
\text{» silice} & 26{,}88 \\
\text{» alumine} & 4{,}17 \\
\text{» chaux} & 3{,}09 \\
\text{» oxydule de fer} & 2{,}50 \\
\text{» matière bitumineuse} & 6{,}32 \\
\hline
\text{Total} & 100{,}0
\end{array}
$$

2° La boue proprement dite est tirée d'une sorte de terre détrempée, qu'on trouve tout près de l'endroit appelé *Ahorn*, à une demi-heure d'Ischl. Elle est, comme à l'ordinaire, le produit de la décomposition et de la putréfaction des végétaux qui s'oxydent continuellement à l'air, et offre une couleur d'un brun plus ou moins foncé, selon qu'elle est tirée des couches plus superficielles ou plus profondes. L'analyse chimique a montré qu'elle contient, sur 1000 parties :

de substance terreuse de l'humus soluble dans l'eau et
liée à l'ammonium (ammonium crénique) 3,0

» substance terreuse de l'humus non soluble dans l'eau
et liée à l'ammonium, à la chaux, au fer oxydulé,
à la magnésie (sels apocréniques) 65,4

» matière bitumineuse 15,0

» végétaux non décomposés et liés à la matière terreuse 36,6

Total 120,0

On tire aussi parti des eaux (*Moorwasser*) qui s'accumulent dans les fossés d'où l'on retire la boue proprement dite et qui passent pour très-fortifiantes. On les emploie d'ordinaire mêlées aux autres bains.

L'établissement destiné aux bains en question se trouve dans *le Rudolphsgarten*, et est connu sous le nom de *Schlammbad* (v. p. 78). Il y a dans chaque chambre une cuve contenant les boues et une baignoire remplie d'eau commune, pour se nettoyer le corps de la boue qui le couvre, au sortir du bain. On donne à ces bains la consistance convenable en y mêlant de l'eau chaude et en les remuant fréquemment, pour que la chaleur reste égale.

Quant à l'action médicale des différentes espéces de bains de boues, elle est en général d'un caractère irritant, excitant, et dissolvant. Elle est, du reste, susceptible des mêmes modifications que celle des bains de saline et de vapeurs, au moyen des autres agents, tels que la température, la durée, l'usage plus ou moins répété qu'on en fait. Ainsi plus la température en est élevée, la durée prolongée, l'usage fréquent, plus on voit se développer leur vertu excitante et dissolvante. Au contraire les bains agissent plus ou moins comme fortifiants, à mesure qu'on en baisse la température, qu'on en abrège la durée et l'usage. C'est surtout comme irritants et dissolvants que nous les employons. Nous commençons d'ordinaire par les eaux de boues (*Moorwasser*), dont nous augmentons peu à peu la consistance jusqu'aux bains de boues proprement dits, dans les quels nous mêlons quelquefois de la saline, selon les cas.

Les boues constituent un remède fort efficace :

1º dans *les scrophules les plus invétérées*, où les os et les articulations sont attaqués. On les mêle alors avec la saline, dont elles secondent puissamment l'efficacité.

2º Dans *les nodosités* et *contractures des membres* et *des articulations*, survenues à la suite d'accès arthritiques, — et dont elles favorisent la résolution. Dans ces cas nous faisons précéder l'usage des boues d'un certain nombre de bains de vapeurs salineuses, et nous employons, en outre, les bains locaux de pieds ou de mains, une ou deux fois par jour, pendant un espace de temps plus ou moins prolongé, ou bien encore des cataplasmes de boues préparées et étendues sur une toile forte, qu'on applique à nud sur la partie malade.

3º Dans *les varices* et *ulcères anciens* qui se voient fréquemment aux extrémités inférieures, chez les individus d'une constitution torpide et d'un tempérament indolent. Dans ce cas nous employons en même temps les bains salins, ou bien nous faisons envelopper les jambes du malade avec des compresses mouillées d'eau saline.

On n'aura recours aux bains de boues qu'avec les plus grandes précautions à l'égard des sujets sensibles et irritables, et on les proscrira dans tous les cas où se fait remarquer une grande faiblesse et où il y a lieu de craindre une surexcitation quelconque ou un manque des forces réactives.

Pour ce qui est des *règles à suivre* dans l'emploi des bains mentionnés ci-dessus, nous n'avons plus qu'à ajouter ce qui suit: on fera bien de les prendre à une température plus élevée d'un ou de deux degrés que les bains ordinaires, en ayant soin de se frotter constamment le corps et de se remuer autant que possible dans le bain; car les boues s'emparent promptement de la chaleur du corps et causent par leur contact continuel avec la peau une désagréable sensation de fraîcheur, que l'on prévient en donnant tout d'abord au bain un plus haut degré de température et en changeant fréquemment de position. Au bain qu'on prend pour se nettoyer on donne aussi d'ordinaire un degré de plus qu'au bain de boues, par la raison qu'étant préparé en même temps que ce dernier il se refroidit dans la même proportion.

4° Douches et aspersions.

Nos bains sont munis de tous les appareils nécessaires pour administrer la douche dans toutes ses différentes formes (soit en jet ascendant, descendant, ou horizontal, soit en gouttes, soit en pluie, au moyen de l'arrosoir) et dans tous ses volumes.

Les effets salutaires de la douche et des aspersions sont tellement connus, que nous ne croyons pas nécessaire d'entrer sous ce rapport dans tous les détails. Nous nous bornerons à quelques observations générales. Le jet d'eau constitue toujours un moyen mécanique qui excite l'action vitale dans la partie sur la quelle on l'applique. Cette excitation sera d'autant plus forte, au point de provoquer la rubéfaction de la peau, que la température de l'eau est plus froide, le jet plus fort et plus prolongé. — On s'en sert

donc dans les cas où la partie affectée offre une grande
atonie, comme dans les roideurs ainsi que dans les différentes affections provenant d'une langueur nerveuse et d'une
faiblesse locale (par exemple de la vessie, du rectum, des
parties génitales, etc.). Ainsi le degré de température,
aussi bien que le diamètre et la force de l'eau devra être
modifié selon le but médical que l'on se propose d'atteindre.
On dirige le jet sur la partie affectée, qu'on y laisse exposée
sans interruption la durée de quelques minutes, et cela pendant l'usage des autres bains. On répète cette opération,
selon les circonstances, à plusieurs reprises. Dans les cas
où le jet tomberait trop fort, on peut tenir la partie qu'il
frappe un peu sous l'eau, ou ne pas la découvrir du tout.
Il est aisé aussi de modérer la force du jet. — On s'abstiendra des douches chaque fois qu'il existe quelque apparence
d'inflamation externe ou interne. — La douche par gouttes
ne diffère de la précédente que par le degré de force et de
volume, et l'on s'en sert de préférence quand on craint une
trop forte excitation locale. On l'emploie surtout dans les
cas de faiblesse des organes sexuels de l'homme, et on l'applique de même par intervalles. — Les bains d'aspersion
(en forme de pluie plus ou moins froide et forte) rafrai-
chissent plus le corps qu'ils ne l'excitent, et ne tardent pas
à devenir même très-agréables. Ils fortifient et endurcissent
la peau contre les changements de la température extérieure.
C'est pourquoi on les prescrit généralement aux personnes
délicates et très-susceptibles de se refroidir, très-exposées
par conséquent aux rhumes et aux rhumatismes. On les
prend la durée de quelques secondes et à plusieurs reprises, en commençant par une pluie tiède jusqu'au degré
naturel de l'eau.

5° Bains de rivière.

Le docteur *Wirer*, de bienfaisante mémoire, a fait construire, au confluent des deux rivières, l'Ischl et la Traun, une *école de natation*, qui offre toutes les commodités désirables, tant pour hommes que pour dames. Cet établissement est sous la direction d'un maitre de natation, chargé d'apprendre aux baigneurs à nager. On y trouve tout ce qu'il faut pour cela. D'ordinaire les baigneurs y affluent, lorsqu'il fait beau temps. — Les effets salutaires des bains froids étant bien connus, nous nous bornons à en faire mention en passant. La température de l'eau est quelquefois de 18 à 20° R. Pour de plus amples renseignements, on n'a qu'à jeter les yeux sur les affiches et avis qui se trouvent dans l'établissement (v. Table des tarifs).

IV. Des moyens curatifs dont on fait usage à l'intérieur.

Après avoir parlé du traitement médical qui se fait à l'extérieur sous forme de bains, nous allons considérer maintenant les moyens curatifs dont on fait usage à l'intérieur sous forme de boissons. Ces moyens sont *le petit lait, les sources minérales* (salines et sulfureuses) *que nous possédons*, et *les eaux minérales importées* d'autres endroits. Après cela nous dirons encore quelques mots sur les moyens hygiéniques qui viennent en aide à l'effet médical des moyens indiqués, et qui peuvent être considérés par conséquent comme *moyens auxiliaires*. Ce sont : *l'eau de Wirer, le lait caillé*, et *les fraises*.

1° Du petit lait.

Le petit lait est ce liquide clair, transparent, d'un jaune verdâtre qui reste du lait, après qu'on l'a dépouillé autant que possible de ses parties caséeuses et butyreuses; en sorte qu'il contient tous les autres composants du lait, tels que sucre de lait ou lactine, osmazôme (principe nutritif), sels muriatiques, sulfuriques, phosphoriques, acide lactique et principe mucique, tenant un reste de caséum en dissolution. Le petit lait n'étant en conséquence que le lait dépouillé de ses constituants caséeux et butyreux, on conçoit que, plus le lait primitif possède de qualités supérieures, plus le petit lait en participe naturellement et plus il est bon. Or que l'on se rappèle ce que nous avons dit ailleurs, relativement à l'entretien du bétail, dans nos contrées alpestres couvertes de la végétation la plus riche et la plus succulente; que l'on considère que l'on fait paître les troupeaux sur les hautes prairies des montagnes, où ils ne se nourrissent que des herbes les plus aromatiques et les plus fines, — et on trouvera tout à fait naturel que le petit lait soit chez nous des plus excellents. Aussi est-il reconnu comme tel par tous ceux qui viennent se soumettre à un traitement par le petit lait, dans notre contrée. — Mais bien que, pour première condition de l'excellence du petit lait, il faille avant tout que le lait soit bon, toujours est-il que cela ne suffit pas, et qu'il est encore besoin d'observer toutes les précautions nécessaires dans sa préparation. Ce n'est pas assez de savoir qu'on obtient le petit lait en délayant dans un peu d'eau une certaine quantité de présure bien séchée à l'ombre, que l'on verse dans le lait encore chaud de l'animal, — il faut encore connaître exactement la dose qu'il convient d'en prendre, dose qui doit différer selon la qualité du lait, ainsi que le degré de température jusqu'au quel il est opportun de faire chauffer le lait, et l'espace de temps pendant lequel on doit laisser s'opérer la première coagulation avant de toucher au caillé. Il faut, de plus, se connaître à l'influence des changements de temps sur le lait et en modifier la manipulation en conséquence. En un mot, cette petite chose n'est pas sans demander un certain tact et beaucoup de pratique. Voilà pourquoi, dans les endroits où l'on ne s'en occupe qu'accessoirement et depuis peu de temps, il est difficile qu'on obtienne un petit lait comparable à celui que nous possédons et que nous employons exclusivement pour le but médical; cela depuis longues années.

Les deux sortes de lait dont nous faisons usage le plus généralement sont *le lait de vache* et *le lait de chèvre;* mais nous employons surtout le lait de vache.

Notre petit lait de vache possède, on peut le dire, toutes les qualités désirables. Il est clair, limpide, transparent, de couleur d'opale, se rapprochant de celle du vin blanc, d'un goût doux, fin, et aromatique. Il va sans dire que, plus la végétation est dans sa primeur, c'est à dire, fraîche, tendre, et succulente, plus aussi le lait, et par conséquent le petit lait, offre un goût exquis et aromatique. Aussi est-ce surtout dans les mois de mai, juin, et juillet, qu'on trouve le petit lait moins léger et d'une saveur plus agréable. Dans les mois d'août et de septembre, la nourriture du bétail étant moins succulente, le petit lait s'en ressent et n'offre pas autant de consistance. Ce que nous venons de dire s'applique aussi au petit lait de chèvre, qui, du reste, moins limpide et moins transparent que celui de vache, offre une couleur d'un jaune verdâtre, avec une saveur douce et légèrement acidulée.

D'après l'analyse chimique qui en a été faite, le petit lait de vache contient, sur 16 onces (poids autrichien), 5 drachmes de sucre de lait, 1 drachme d'osmazôme, et 2 drachmes d'un mélange d'acide lactique, de principe mucique, de caséum, et de sels (sels muriatiques, sulfuriques, et phosphoriques); — tandis que le petit lait de chèvre, comparé à l'autre, contient moins de sucre de lait et plus de matière grasse ou crème et de caséum. On voit par là qu'il ne peut pas être tout à fait indifférent quel choix on fait entre ces deux sortes de petit lait, dans le traitement médical, ni en quel temps on le doit faire prendre. Nous y reviendrons encore plus tard, à l'occasion des maladies qui nécessitent l'usage du petit lait. Occupons-nous d'abord de ses vertus médicales.

Vertus médicales du petit lait.

Le petit lait est un des moyens curatifs les plus doux et les plus simples, un remède dont l'action médicale sur l'organisme l'a toujours fait considérer :

1° comme *adoucissant*, *émollient*, et légèrement *dissolvant;* vertus qu'il manifeste surtout dans les muqueuses des voies aériennes. Pour s'en convaincre, on n'a qu'à interroger ceux qui sont atteints d'une phthisie pulmonaire ou tourmentés par des angines. Ils vous diront combien l'usage du petit lait les soulage. En effet, par ce moyen, la sécheresse du larynx diminue, et la toux, qu'elle soit sèche ou plus ou moins humide, devient moins fatigante. Ce qui amène ce premier soulagement dans l'état du malade, c'est la diminution de l'irritation des muqueuses. Bientôt le dégagement des matières tenaces et accumulées dans les voies respiratoires, telles que pituite, matière tuberculeuse, pus, ichor, améne une amélioration sensible, dont le malade n'est de même redevable qu'au petit lait.

2° comme *résolutif* et *purgatif*; vertu qu'il doit à la grande quantité de sucre de lait et aux sels qu'il contient. On peut accepter comme un fait général que le petit lait, introduit dans l'estomac en dose convenable, produit des évacuations alvines légères, ordinairement deux ou trois dans l'espace d'une demi-heure à trois heures. Il arrive même quelquefois, mais seulement par exception, qu'il occasionne un vrai dévoiement. Il n'est pas moins vrai toutefois que le petit lait, dans quelques sujets, n'augmente pas du tout les selles ordinaires et qu'il cause même des constipations. Cet effet n'est guère produit que par deux causes: 1° ou c'est que le malade souffrait déjà depuis long-temps d'obstructions (comme par exemple les scrophuleux torpides), en sorte que le petit lait n'agit pas assez énergiquement pour rendre mobiles les matières accumulées et endurcies dans les intestins, et que par suite le petit lait fatigue lui-même le corps et cause des flatuosités, qui à leur tour contribuent à augmenter le malaise primitif; 2° ou c'est que le malade a commencé par en prendre une trop grande quantité à la fois. Il en résulte alors, *ou* que le malade ne peut pas le digérer du tout et qu'il en ressent les suites fâcheuses (flatuosités, etc.); *ou* qu'il s'en dégage heureusement par haut ou par bas; *ou* que les intestins en restent par suite atteints d'une faiblesse qui empêche que le petit lait agisse d'une manière favorable. Ce n'est donc pas le remède qu'il faut accuser, lorsqu'il ne produit pas tous les effets désirables, mais la manière dont on l'emploie, la méthode qu'on suit. — Or, tandis que, dans le premier cas, il faut faire précéder le traitement par le petit lait d'un purgatif un peu fort, capable d'en seconder l'efficacité et qu'on peut éviter les inconvénients du second cas en commençant par une dose convenable à la nature de l'individu, à sa maladie, etc., on devra, dans le dernier cas, s'abstenir de toute administration ultérieure de petit lait, et plutôt lui substituer un autre remède, tel que les eaux minérales, etc. — À dire vrai, le médecin n'a pas toujours pour but de purger les malades en leur prescrivant le petit lait; il n'a quelquefois d'autre vue que de nourrir légèrement le corps et d'adoucir en même temps le sang, trop chargé de matières irritantes (voir ci-après). Aussi a-t-il lieu alors de se féliciter, quand le petit lait n'agit pas en purgatif.

3° comme *léger nourrissant*, propre à adoucir en même temps le sang, sans la moindre irritation du système sanguin. Selon toute apparence le petit lait doit cette qualité à ses composants laiteux, à la lactine, à ses parties caséeuses et butyreuses, aux sels déjà mentionnés. Du moins avons-nous toutes les raisons de le croire, le lait contenant dans sa mixtion des matières alimentaires (saccharines, albumineuses, et oléagineuses), très-intimement liées les unes aux autres, et le petit lait devant naturellement en participer. On peut reconnaître les effets de cette vertu du petit lait surtout chez les enfants faibles aux quels on en fait prendre et qui s'en trouvent souvent à merveille, même lorsqu'ils n'observent pas strictement le régime prescrit. C'est ce qu'on remarque aussi chez les nouveau-nés aux quels on ne donne que du petit lait pour toute nourriture. On a de même occasion de l'observer chez les malades déjà attaqués d'une fièvre lente, la quelle s'appaise quelquefois par l'usage continué du petit lait.

4° comme *atténuant*, propre à *diminuer* en même

temps toute *surexcitation sanguine*, à produire à la longue une légère dissolution de la matière colorante du sang (globuline), du cruor, ainsi qu'une certaine diminution du plasme, par suite de quoi les autres humeurs deviennent aussi moins âcres. On conçoit par-là, si le sang du malade se trouvait, avant l'usage du petit lait, dans un état trop phlogistique (trop riche en plasme) et que les autres humeurs en fussent par suite altérées, on conçoit, dis-je, que par l'effet de ce remède, le sang ainsi que les autres liquides sécrétés, surtout la bile (comme produit du sang de la veine-porte), deviennent plus légers et plus fluides; en un mot, qu'ils reprennent peu à peu leur état normal. Il n'y a donc pas lieu de s'étonner, si l'usage du petit lait apporte à un grand nombre de malades un soulagement très-sensible, ou amène même la guérison radicale de leur maladie (voir plus bas). — Ce n'est pas qu'on n'entende quelquefois les personnes qui font usage du petit lait se plaindre de quelque échauffement général ou local, par exemple, à la tête, à la poitrine, etc.; mais ce phénomène tient moins à un état phlogistique du sang causé par l'usage du petit lait qu'à une sorte d'expansion du sang, la quelle a pu avoir lieu, ou parce que le malade a pris le petit lait trop chaud, ou parce qu'il souffre de constipations opiniâtres, ou bien à cause de sa nouvelle manière de vivre dans une contrée dont l'air est plus irritant que dans la plaine, ou même par l'inobservance du régime convenable.

5° comme *calmant*, propre à diminuer l'irritabilité du système nerveux. Chaque année nous en fournit assez de preuves, tant sur les individus du sexe masculin que sur ceux du sexe féminin. Les personnes douées du tempérament nerveux, et chez les quelles on remarque une extrême

sensibilité des nerfs, visible à l'altération de la physionomie et au désordre de l'attitude, se trouvent complétement
transformés après quelque séjour dans notre contrée. Leur
corps acquiert de la fermeté, leur excessive impressionnabilité diminue sensiblement, ainsi que leur disposition aux
perturbations nerveuses spasmodiques; leur âme perd sa
teinte mélancolique; ils redeviennent gais et dispos; enfin
on pourrait dire qu'ils font corps neuf. Si l'on réfléchit que
les affections nerveuses dérivent souvent des affections des
autres systèmes (sanguin et reproductif) et que le petit lait
possède des vertus médicales qui sont de nature à prévenir
souvent ces dernières affections, on conviendra sans peine
que l'usage du petit lait est par cela même très-propre à
ramener l'action du système nerveux à son état normal. Et
n'oublions pas tant d'autres moyens curatifs et hygiéniques
que nous possédons: l'air pur des montagnes, l'aspect riant
de nos contrées, si bien fait pour reposer l'âme et la porter
aux idées douces, le calme et la sérénité de la nature,
l'éloignement des affaires et du tumulte, les bains salins, mille
influences heureuses et salutaires, dont l'effet puissant, pour
la guérison des maladies nerveuses, ne peut être un moment
révoqué en doute; toutes choses dont nous avons déjà eu
plusieurs fois occasion d'apprécier l'importance.

Résumons maintenant en peu de mots ce que nous
venons de dire sur les vertus médicales du petit lait. Il en
appert que ce remède possède des vertus à la fois fondantes,
atténuantes, dissolvantes, et nourrissantes; qu'il diminue la
surexcitation du sang et qu'il appaise en même temps la
trop grande irritabilité des nerfs; enfin qu'il adoucit le sang
et les humeurs, et qu'il relâche la fibre trop tendue.

Or, quoique les vertus indiquées soient généralement

communes à toute sorte de petit lait, du moment qu'il est préparé comme il doit l'être, on peut pourtant remarquer qu'elles ne se manifestent pas toutes à un degré égal dans ses différentes espèces. Ainsi, dans le petit lait de vache, c'est la vertu atténuante et dissolvante qui l'emporte sur la vertu nourrissante, tandis que nous trouvons le contraire dans le petit lait de chèvre. Le premier se digère facilement, tandis que l'autre demande certaines forces digestives. Le petit lait de vache diminue surtout la surexcitation sanguine et adoucit le sang; l'autre est plus propre à calmer la trop grande sensibilité des nerfs; toutes choses qui ne peuvent pas étonner quand on réfléchit que c'est le principe saccharin et les sels qui prédominent dans le petit lait de vache, tandis que l'autre se montre plus riche en crème et en caséum. Mais cette distinction entre les vertus propres à chaque espèce de petit lait n'est pas la seule qu'on doive faire; j'ai déjà dit plus haut que la saison influe beaucoup sur la nature de ce liquide et qu'elle la modifie assez sensiblement. Ainsi, je le répète, le petit lait qu'on prépare dans les mois de mai, juin, et juillet, est plus aromatique et participe plus des vertus nutritives que celui que l'on obtient plus tard. Enfin il faut encore remarquer, et c'est un point essentiel, au quel il importe d'avoir égard dans le traitement, que c'est surtout la situation plus ou moins élevée des montagnes sur les quelles on fait paître les troupeaux qui détermine la prépondérance plus ou moins sensible du principe nutritif ou du principe dissolutif dans le petit lait. Ainsi l'on trouvera que le petit lait des troupeaux qui pâturent sur les hautes prairies des montagnes, où poussent les herbes les plus fines et les plus aromatiques, est plus chargé des principes nutritifs et aromatiques que celui qui provient des troupeaux qu'on fait paître dans la plaine. — Or, comme nos montagnes n'appartiennent qu'à l'ordre des montagnes moyennes, les quelles ne s'élèvent guère, généralement, qu'à 3,000 pieds au dessus de la Méditerranée, il en résulte que notre petit lait contient moins de parties grasses que celui qu'on trouve dans les lieux alpestres plus élevés. Aussi est-il vrai de dire que, comparé à celui de ces autres endroits plus élevés, notre petit lait manifeste généralement les vertus atténuantes, dissolvantes, et calmantes, à un plus haut degré que les vertus nourrissantes; circonstance générale, sur la quelle il n'est pas indifférent d'appeler l'attention, afin qu'on sache faire un choix convenable entre les divers établissements où se fait le petit lait, dans les différents endroits.

Maladies qu'on traite par le petit lait.

On conçoit, d'après ce que nous venons de dire, qu'il n'y a presque pas de maladies, où, en satisfaisant à certaines conditions, on ne pût tirer avantage du petit lait; conditions, qu'il n'est pas difficile de deviner, quand on veut réfléchir aux vertus médicales de ce liquide précieux. Mais, pour ne pas dépasser les limites que nous tracent les conditions climatériques de notre localité, nous allons nous borner à parler des malades qui recherchent le séjour d'Ischl principalement pour y prendre le petit lait, sans oublier tout à fait ceux qui joignent ce traitement à l'usage de nos bains salins. — En premier lieu se présentent les poitrinaires ou phthisiques, les scrophuleux, les hémorrhoïdaux. Nous y comptons après les individus doués d'une extrême irritabilité nerveuse ou affaiblis par l'âge, etc.

1° *Des poitrinaires.* Que peut-on espérer pour ces sortes de malades du séjour d'Ischl? Voilà la question que l'on entend faire généralement. Pour pouvoir répondre à cette question, il faut avant tout distinguer entre les malades qui souffrent principalement aux voies respiratoires et les malades dont le cœur est le siège primitif de la maladie. Parlons d'abord des premiers.

Les malades chez qui les organes respiratoires se montrent affectés — *ou* portaient dès leur enfance le germe de la maladie (forme innée-héréditaire, phthisie originelle) — *ou*, ayant toujours vécu en bonne santé, ne l'ont contractée que plus tard, par des influences extérieures (forme acquise). Tandis que la première s'annonce dès la plus tendre jeunesse par divers symptômes qui décèlent son existence d'une manière évidente et qu'elle amène peu à peu la formation des tubercules, qui à leur tour parcourent leurs phases du ramollissement et de la suppuration et conduisent ainsi à la phthisie tuberculeuse proprement dite, — l'autre n'est que le produit ou d'une inflammation idiopathique des voies respiratoires mal décourue et mal terminée, ou d'une dyscrasie du sang, occasionnée par des désordres dans la chilification (scrophules) ou par des obstructions dans le système de la veine-porte (hémorrhoïdes). Les muqueuses des voies respiratoires deviennent alors, pour ainsi dire, le dépôt de la substance morbifique, ce qui donne naissance aux catarrhes opiniâtres et aux blennorrhées des voies respiratoires, tristes préludes de la phthisie pituiteuse. Ajoutons encore que l'inflammation idiopathique dont nous venons de parler, a le plus souvent pour cause un refroidissement dans les voies aériennes ou résulte de quelque effort dans leur action, comme, par exemple, un chant trop prolongé, le jeu des instruments à vent, etc. — Pour ce qui concerne les malades qui souffrent principalement des maladies du cœur, il faut remarquer, *ou* qu'ils offrent les signes d'un vice organique du cœur, par exemple d'une hypertrophie, de retrécissements, d'indurations osseuses des cartilages, etc. (forme organique), *ou* qu'ils n'en offrent pas du tout et que c'est alors à quelque perversion dans l'action des nerfs du cœur qu'il faut attribuer la cause de la maladie (forme dynamique). Or, si l'on recherche les causes indirectes qui ont provoqué les affections morbides du cœur, on trouvera qu'elles sont fondées, — *ou* sur une disproportion considérable entre l'activité des poumons et celle du cœur, comme quand les poumons sont plus ou moins impénétrables à l'air par suite d'une dégénérescence tuberculeuse, ou d'un œdème, ou de produits muqueux (v. p. 66), ou d'une affection spasmodique, ou enfin par plusieurs causes à la fois, — *ou* sur des désordres dans les organes du bas-ventre, comme ceux qu'on remarque chez les hémorrhoïdaux, les arthritiques, et les individus déjà avancés en âge, par suite des quels le cœur se trouve plus ou moins troublé dans son action, et éprouve ainsi des altérations morbides organiques ou dynamiques.

Que l'on veuille bien se rappeler maintenant ce que nous avons dit, touchant les influences climatériques de notre endroit et les vertus médicales de nos autres moyens curatifs, que l'on considère en même temps les effets médicaux de notre petit lait ; et il sera aisé de juger dans quelles conditions les malades en question pourront attendre du séjour d'Ischl ou une pleine guérison ou un soulagement sensible, et dans quels cas ils n'en devront rien attendre. Voici ce qu'une observation de plusieurs années nous a appris sous ce rapport. Le petit lait s'est montré d'un effet très-favorable et très-salutaire :

a, chez les individus *prédisposés aux tubercules pulmonaires*, ainsi que chez ceux dont les poumons ne présentent encore que le premier germe des tubercules. On peut d'autant plus compter sur un bon effet, que le malade est d'une constitution scrophuleuse ou qu'il offre les signes d'un état veineux. Les effets avantageux du petit lait sur de tels individus se reconnaissent à cela, qu'ils se montrent moins disposés aux rhumes et aux refroidissements en général ; circonstance qui a pour résultat, surtout si le malade observe la diète au moral comme au physique, que le mal peut encore être arrêté et vaincu. Nous avons trouvé de même que les vrais tuberculeux, dans le premier degré de la maladie, en éprouvaient un très-grand soulagement. La toux, les douleurs aiguës, s'évanouissaient ; le pouls devenait plus lent et les forces physiques se rétablissaient, au lieu de diminuer. Bien plus, nous connaissons des *hémoptysiques* qui, avant leur arrivée à Ischl, perdaient beaucoup de sang et qui en sont repartis si bien rétablis que leur corps tournait déjà à l'embonpoint. Mais hâtons-nous de dire que ces heureux résultats se manifestaient surtout sur des individus chez qui l'hémoptisie se substituait à des excrétions sanguines hémorrhoïdales ou menstruelles. Toutefois, lorsque nous nous interrogeons sur la vraie cause de ces résultats heureux, il nous semble qu'il faut la chercher dans l'ensemble des effets de nos moyens curatifs et non pas seulement dans le petit lait. Le malade respire un air pur, doux, embaumé, exempt de toute poussière, à peine agité par une douce brise rafraîchissante ; son âme est tranquille au milieu de nos riants paysages ; il y est à l'abri des émotions et du bruit; il se sent bercé dans le calme et le repos. Ajoutons l'influence heureuse des vapeurs salineuses, lesquelles agissent d'une manière directe sur le parenchyme des poumons; ajoutez le petit lait, qui neutralise en quelque sorte l'effet un peu irritant de l'air des Alpes sur le sang et met en parfaite harmonie le système reproductif et le système sanguin; circonstance qui est très-favorable.

Lorsque les tubercules sont déjà très-développés dans les poumons ou même déjà passés à l'état de ramollissement (second degré de la maladie), et que les malades commencent à cracher des matières purulentes, plus ou moins mêlées de sang, — naturellement l'effet des moyens indiqués est moins satisfaisant. Cependant, même dans ce cas, nous avons vu des malades guérir. À dire vrai, le parenchyme des poumons était encore sain en grande partie, et les malades étaient d'un âge déjà un peu avancé. Nous les avons vu se débarrasser des matières purulentes et la cavité tuberculeuse qui donnait naissance à cette expectoration s'est heureusement cicatrisée. Mais, même lorsqu'on ne peut espérer une pleine guérison, toujours est-il que le séjour d'Ischl peut procurer un grand soulagement et ralentir du moins la marche du mal. Autre chose est quand la maladie a une marche très-rapide (tuberculeuse galopante). Dans ce dernier cas on fera bien, au contraire, d'éviter notre contrée, ainsi que toute autre contrée élevée, dont l'air atténué et subtil ne pourrait que précipiter les jours du malade, en favorisant les hémoptysies et en augmentant l'état phlogistique du sang dans les poumons. Voilà pourquoi aussi les phthisiques doués d'une constitution très-artérielle feront bien d'éviter notre contrée pour des lieux plus bas et plus chauds. Il va sans dire qu'on ne peut attendre du petit lait ni des autres moyens indiqués aucun effet avantageux, quand la maladie a déjà atteint son *troisième degré*, que les poumons offrent de grandes cavités, remplies d'une matière purulente et ichoreuse et que la fièvre hectique est tout à fait déclarée.

b, chez les personnes affectées *d'angines chroniques laryngées et trachéales*. La voix est plus ou moins enrouée et quelquefois presque entièrement détruite; le larynx ou la trachée est plus ou moins sensible et endolorie en quelques points; les malades sont tourmentés par une toux rauque. Ces maladies tiennent en général à un engorgement chronique (congestif, inflammatoire) des muqueuses (laryngées et trachéales), ou même à une altération organique de leurs tissus, qui n'est le plus ordinairement qu'une suite du premier état. Quand on en recherche les causes occasionnelles on trouve qu'elles proviennent, — ou d'une *cause externe:* effort dans les fonctions du larynx et de la trachée, cris ou chants forcés, exercice immodéré sur des instruments à vent, refroidissement subit de la nuque, courant d'air frais qui frappe sur le cou nud, boissons froides prises pendant que le corps est échauffé, etc., — ou d'une *cause interne:* présence de tubercules dans les poumons, dyscrasie du sang (hémorrhoïdale, arthritique, scrophuleuse), etc., — ou de la *combinaison de causes externes et internes;* en sorte que les dites angines peuvent être considerées, *ou* comme primitives et idiopathiques, *ou* comme secondaires et sympathiques, *ou* présenter un caractère mixte. Or nous avons trouvé que le petit lait se montrait d'un effet d'autant plus salutaire, que la maladie appartenait à la forme idiopathique, qu'elle était plus récente, et qu'elle laissait moins à craindre que le tissu des muqueuses n'eût déjà éprouvé une dégénérescence organique ; mais, même dans le dernier cas, le malade, s'il n'était pas complétement guéri de son enrouement, retirait pourtant du petit lait l'avantage précieux de pouvoir vivre long-temps dans cet état, sans être obligé d'abandonner ses affaires. Il n'en est pas de même, si la maladie présente le caractère secondaire ou mixte. Alors on ne peut guère attendre du petit lait qu'un soulagement plus ou moins prononcé. Toutefois on en obtient encore les meilleurs effets, quand l'angine tient à un état hémorrhoïdal ou scrophuleux du malade (voir plus bas). — À l'égard des angines qui tiennent à la présence de tubercules dans les poumons, il n'y a rien à dire de plus que ce que nous avons dit en parlant des phthisiques tuberculeux. — Or ne perdons jamais de vue que ce n'est pas seulement à l'usage du petit lait que sont dûs les résultats heureux que nous observons dans les maladies dont il s'agit ici, mais encore, en grande partie, aux autres moyens qui sont à notre portée, tels que les bains de vapeurs salineuses, l'air pur et salubre de nos montagnes.

c, chez *les individus atteints de catarrhes persistants et de blennorrhées des voies aériennes.* Le petit lait se montre d'autant plus efficace ici, que les maladies en question, bien qu'occasionnées primitivement, pour la plupart du temps, par une cause externe, par exemple, un refroidissement, un effort dans les fonctions des organes respiratoires, etc., se trouvent d'ordinaire combinées avec des désordres survenus dans les organes du bas-ventre et que les muqueuses respiratoires ne constituent, pour ainsi dire, que la fausse voie par la quelle la nature cherche à se débarrasser de la matière morbifique accumulée dans l'économie du corps. Le petit lait agit, dans ces cas, comme remède à la fois émollient, dissolvant, et légèrement purgatif, et satisfait ainsi à diverses vues de la médecine. Inutile de répéter que les autres moyens curatifs que nous avons soin d'employer en même temps (p. 134) ne contribuent pas peu à la guérison des malades ou du moins au soulagement notable qu'ils éprouvent. Autre chose est quand le mal est trop avancé et qu'il a dégénéré en phthisie pituitaire. Que le malade se félicite alors de voir la marche du mal ralentie; car ce n'est que très-rarement qu'on réussit dans ce cas à l'arrêter.

d, chez *les sujets qui souffrent d'un mal du cœur*, soit que la maladie offre une apparence tout à fait spasmodique et qu'elle soit fondée sur une altération purement dynamique des nerfs (comme chez les hypochondriaques et les hystériques), soit qu'elle dépende plutôt d'un vice organique du cœur (des valvules, des fibres musculeuses ou tendineuses, de ses vaisseaux), soit enfin qu'elle présente une forme mixte. Le petit lait doit nécessairement procurer à de tels malades un soulagement sensible, en ce qu'il a pour effets : — premièrement, de dissoudre les stases survenues dans les poumons et dans les organes du bas-ventre, les quelles se combinent si fréquemment avec les maladies du cœur, et de rendre ainsi plus libre la circulation du sang, — ensuite, d'appaiser la trop grande sensibilité des nerfs. Il va sans dire que, moins la maladie est compliquée, moins elle est invétérée et enracinée, plus l'effet du petit lait est satisfaisant. C'est du reste au médecin à décider s'il doit encore faire usage des autres moyens curatifs dont il peut disposer.

2° Des *scrophuleux*. C'est surtout chez les enfants scrophuleux que l'on peut observer les effets salutaires du petit lait. Ces effets sont d'autant plus satisfaisants, que les enfants offrent des formes corporelles plus sveltes et plus dégagées. Le petit lait les nourrit, en même temps qu'il dissout peu à peu les matières stagnantes, déposées dans les glandes mézéraïques. En général les enfants le supportent très-bien, et c'est un moyen des plus efficaces pour prévenir les obstructions aux quelles donnent souvent lieu les scrophules. Ce moyen, associé à l'usage des bains salins et à la respiration de notre excellent air, si favorable, comme nous l'avons dit, aux scrophuleux, doit nécessairement produire une amélioration considérable dans l'état corporel de ces malades.

3° Des *hémorrhoïdaux*, ou malades attaqués de stases dans le système de la veine-porte, d'obstructions dans les organes abdominaux (surtout du foie) et souffrant par conséquent des hémorrhoïdes; maladie qui engendre à son tour une foule de maux connus de tous les médecins. Parmi les hémorrhoïdaux qui visitent notre contrée pour y prendre le petit lait, ceux qu'on y voit en plus grand nombre sont ceux qui souffrent principalement aux voies aériennes. On n'en sera nullement étonné, si l'on se rappelle ce que nous avons déjà dit des vertus médicales du petit lait, ainsi que de l'efficacité de nos bains dans de telles maladies. On n'a qu'à interroger les malades eux-mêmes, on leur entendra souvent dire que, après avoir essayé en vain de tous les remèdes, ils se sont parfaitement trouvés de notre excellent petit lait, auquel ils ont dû la cessation de leurs maux. Mais il n'y a pas de doute que, pour que ce remède ait un plein succès, il faut se connaître à la manière de l'administrer, chose dont nous allons bientôt nous occuper.

4° Des personnes *trop nerveuses*, c'est à dire, douées

d'une trop grande irritabilité des nerfs (phénomène qui s'observe surtout chez les femmes), et qu'on nomme ordinairement *hypochondriaques* ou *hystériques*. Il semblerait que notre vallée ait été créée tout exprès pour eux; car on y trouve, en vérité, tous les moyens curatifs qu'exige le traitement de leur maladie: la tranquillité, le calme, les doux aspects d'une nature magnifique, un air pur et aromatique, un ciel souriant, les bains de toute espèce, le meilleur petit lait qu'on puisse trouver, mille influences heureuses. Pour ne parler que du petit lait, on connaît ses vertus calmantes, nutritives, et dissolvantes. Or, si l'on se rappèle que les affections hystériqes et hypochondriaques reposent le plus souvent, *ou* sur des dyscrasies du sang, *ou* sur un amaigrissement produit par quelque lésion des poumons, du cœur, des organes du bas-ventre, etc., *ou* sur une faiblesse causée par des peines morales, — y a-t-il lieu de s'étonner que l'usage du petit lait, ainsi associé à tant d'autres agents salutaires, dont Ischl est en possession, amène les plus heureux résultats à l'égard des personnes atteintes d'histérie ou d'hypochondrie! Voilà pourquoi Ischl est si recherché par de tels malades, qui ne quittent jamais qu'à regret ce séjour délicieux.

5º Des *personnes affaiblies*, *ou* par l'âge, *ou* par de longues maladies, *ou* par des émotions continuelles de l'âme, *ou* par des pertes d'humeurs (allaitement trop prolongé, diarrhées, leucorrhées, métrorrhagies, débauche). Le petit lait est d'un effet d'autant plus salutaire dans ces cas, que le malade souffre en même temps, *ou* de quelque affection de poitrine (comme cela arrive souvent), *ou* de quelque surexcitation sanguine, liée à une irritabilité extrême des nerfs.

De l'emploi du petit lait, et de la diète à observer pendant le traitement.

Avant de commencer *l'usage* du petit lait, on fera bien, quand l'estomac ne se trouve pas dans son état parfait et qu'il est rempli de matières acides, tenaces, pituiteuses, de donner un purgatif, pour en délivrer le corps. L'estomac ainsi préparé, supporte très-bien d'ordinaire le petit lait et ne s'en trouve pas dérangé, dans ses fonctions, par des flatuosités. C'est au médecin à décider, selon le cas, si le malade doit prendre le petit lait de vache ou celui de chèvre. En général le premier est préféré, quand il s'agit avant tout de dissoudre et de purger légèrement l'estomac; tandis que, quand l'estomac se trouve dans un bon état et qu'on a pour but principal de restaurer les forces du malade épuisées par les progrès de la phthisie, le petit lait de chèvre convient mieux. Qu'on se rappèle ce que nous avons dit, avec assez de détail, des vertus respectives de l'un et de l'autre (p. 157). — En général on commence l'usage du petit lait par une dose moyenne, deux ou trois verres en tout, que l'on prend tous les matins en se promenant, par demi-verres ou par verres entiers et à des intervalles de dix minutes à un quart d'heure. On va d'ordinaire en augmentant, selon les effets produits, jusqu'à cinq à six verres. Ce n'est que vers la fin que l'on revient à la dose primitive. Il sera du médecin de modifier la dose en plus ou en moins, selon le cas, et de faire attention quand l'organisme se montre assez saturé de petit lait. Lorsqu'on a pour but principal de favoriser les fonctions sécrétoires de la peau et des voies urinaires, on diminue la dose du petit lait, et on le fait prendre à des intervalles plus éloignés les uns des autres. On l'augmente, au contraire, et on abrège les intervalles, quand on veut surtout agir sur le ventre. — Ce n'est pas que l'action du petit lait ne se manifeste encore quelquefois principalement dans l'excrétion de l'urine; mais cela n'arrive que quand les voies urinaires se trouvent dans un état de faiblesse, par suite de gonorrhées prolongées et de catarrhes de la vessie. — Les phthisiques feront bien de prendre le petit lait moins chaud, surtout quand ils le prennent au lit, pour ne pas encore augmenter la transpiration, à la quelle ils sont si disposés. — Quand on se promène en prenant le petit lait, on doit faire attention de ne pas s'échauffer par un mouvement trop accéléré, car il arrive alors que le remède n'agit pas suffisamment sur le bas-ventre. — Lorsqu'on est d'un tempérament qui peut faire craindre une surexcitation sanguine, on prendra le petit lait plus froid; dans le cas contraire on le prendra chaud. — Il arrive quelquefois que le petit lait, même quand on le prend à petite dose (2 ou 3 verres en tout), cause des dévoiements. Cela tient alors, pour la plupart du temps, à des matières acides et bilieuses qui règnent le long du tube alimentaire. Ces dévoiements sont d'ordinaire de peu de durée; mais, si le corps s'en trouve affaibli, on fera bien de s'abstenir du petit lait pendant quelque temps. — Généralement, on s'appercevra, quand le temps est frais, que le petit lait agit davantage sur le ventre. On devra donc modifier la dose selon le temps qu'il fait. — Quand le petit lait opère peu ou qu'il n'opère pas du tout, et qu'on se propose surtout de purger le corps, il faut ajouter à l'emploi du petit lait quelque eau purgative (l'eau de Pilna, de Seidlitz, etc.). — À l'égard des phthisiques, on doit prendre garde d'augmenter par trop les excrétions intestinales. — On s'abstiendra tout à fait de petit lait, ou du moins on ne le prendra qu'à très-petite dose, quand les évacuations deviennent trop copieuses et affaiblissantes, ou quand il y a constipation, ce qui arrive surtout quand le petit lait cause des flatuosités. Nous devons toutefois ajouter que, — quand les malades se plaignent d'un appétit dépravé, que leur langue se montre chargée de pituite, et que l'abdomen est rempli de vents, — tout cela tient ordinairement ou à ce que le malade n'a pas gardé la diète ordonnée (voir plus bas) ou à ce qu'il ne s'est pas conformé à la prescription du médecin. — Si le malade témoigne une aversion insurmontable pour le petit lait, il faut s'en abstenir tout à fait, et lui substituer quelque autre remède plus convenable à la nature de l'individu. — Quand il fait mauvais temps, il est mieux de prendre le petit lait chez soi. — S'il convient ou non de recourir au petit lait pendant les règles et la grossesse, c'est au médecin à le décider. Règle générale, on emploiera le petit lait et l'on en continuera l'usage, chaque fois qu'il s'agit d'opérer une dérivation des humeurs vers les intestins et d'augmenter les sécrétions sanguines, dans les organes génitaux. Au contraire, on s'abstiendra de petit lait, quand ces organes sont affaiblis, quand leurs sécrétions sanguines sont trop augmentées, et quand il existe une prédisposition aux fausses couches.

Pour ce qui concerne la *diète* à suivre, on fera bien de se conformer aux prescriptions suivantes. — Pendant l'usage du petit lait, le malade doit vivre très-sobrement. Il doit éviter: — 1º tous les *farinages* lourds et préparés avec du beurre, comme trop difficiles à digérer; — 2º les acides, par l'usage des quels on ne ferait qu'augmenter outre mesure l'état d'aigreur dans le quel se trouvent déjà les liquides de l'estomac; d'autant plus que le petit lait acquiert lui-même dans l'estomac, par la coagulation de son caséum, une légère teinte d'acidité suffisante pour en rendre la digestion facile, mais qu'il faut prendre garde de trop augmenter, afin de ne pas donner lieu à un *coagulum* trop lourd, qui gênerait l'estomac et produirait des incommodités fâcheuses, telles que flatuosités, douleurs spasmodiques, etc.; — 3° toutes les choses très-grasses, comme les pâtés, les poissons du genre de l'anguille, saumon, etc.; précaution par la quelle on prévient les indigestions et les dérangements d'estomac; — 4° tous les légumes qui ne se digèrent pas facilement, tels que les pois secs, les haricots, les lentilles. le chou commun, le chourave; — 5° enfin les fruits aigres et acerbes. — Les fruits doux ne causent aucun inconvénient, mais il faut qu'ils soient bien mûrs. Un fruit que nous recommandons surtout, ce sont nos fraises. Cependant il faut faire attention de ne pas les manger trop tôt après avoir pris le petit lait. — En fait de viande, c'est au médecin à décider si le malade en peut prendre ou non. En général, on doit préférer celle de poulet, de veau. — Les truites présentent surtout un mets excellent, et celles qu'on mange à Ischl sont renommées. Parmi les légumes les plus recherchés pour leur légèreté, sont les asperges, les épinards, les carottes, les salades cuites, les compotes de fruits doux, etc. — On déjeune d'ordinaire avec du café au lait, mais il ne faut pas que le lait soit trop gras ni le café fort. Les poitrinaires doivent même s'abstenir entièrement de café. — Pour ce qui est du boire, on fera bien de s'en tenir bonnement à l'eau. L'eau de la fontaine de Wirer surtout est très-saine (voir plus bas). Les personnes habituées à la bierre pourront en prendre un ou deux verres. Elle est excellente dans nos contrées. On fera bien de s'abstenir des vins rouges trop capiteux, ainsi que des vins blancs acides. Le vin doux, pris modérément, ne cause aucun inconvénient.

2° Source salifère, appelée *Maria-Louisen-quelle* (source de Marie-Louise).

Cette source se trouve située à une demi-heure d'Ischl, sur le chemin qui conduit à Saint-Wolfgang. On s'en servait autrefois, dans les temps reculés, pour en tirer le sel, comme nous l'avons dit ailleurs (p. 39). Ce n'est que depuis peu (1840) qu'on commence à tirer un avantage médical des eaux, qu'on fait prendre à l'intérieur. Feu le docteur Wirer, de bienfaisante mémoire, l'a fait couvrir d'un beau pavillon, et la source a pris le nom de *Maria-Louisen-quelle*, en l'honneur de l'archiduchesse impératrice Marie-Louise, qui honorait, presque tous les ans, notre localité de sa présence. — L'eau de cette source est tout à fait claire et limpide. Elle a un petit goût de sel légèrement alcalin. L'analyse chimique faite par M. d'Erlach a démontré qu'il y a, parmi ses composants, sur mille parties:

de	iod-natrium	0,027
»	chlor-natrium	10,204
»	chlor-magnium	0,205
»	sulfate de chaux	0,249
»	» » magnésie	0,114
»	» » soude	0,311
»	carbonate de chaux	0,295
»	» » magnésie	0,036
»	silice et oxydule de fer	0,034
»	la matière appelée humus	0,017
»	chlor-ammonium	traces
»	parties perdues par l'opération	0,098
	Total	11,600

En général, on l'emploie comme digestive et dissolutive, dans les cas où il s'agit de débarrasser l'estomac des matières tenaces et pituiteuses qui s'y trouvent accumulées. Voilà pourquoi on l'ordonne aux personnes qui se trouvent très-incommodées après leurs repas ou par des flatuosités ou par une sensation gravative au creux de l'estomac, résultat d'une trop grande accumulation de mucosités dans la cavité de cet organe. On la fait prendre tous les matins à la dose d'un à trois verres. On recommande aussi aux malades qui ne digèrent pas bien d'en prendre un ou deux verres après leurs repas. Cette eau minérale est généralement très-bien supportée par chacun et il n'est pas nécessaire de faire beaucoup de mouvement pour cela.

3° Sources sulfureuses.

Nous avons déjà eu occasion d'en parler en leur lieu (p. 141). Nous n'avons qu'un mot à ajouter, c'est qu'on les emploie aussi à l'intérieur, depuis quelque temps, chaquefois que l'on se propose d'agir principalement sur le système hémorrhoïdal. C'est alors surtout de la source sulfureuse du *Salzberg* qu'on se sert pour ce but. Mais, les faits à cet égard n'étant pas encore assez nombreux, pour que nous puissions en tirer des conséquences rigoureuses, nous attendrons, pour en parler, que les expériences se soient multipliées. Pour le moment, on en fait prendre d'un à trois verres dans la matinée.

4° Eaux minérales importées.

Les eaux minérales qu'on importe d'ailleurs, et dont nous pouvons disposer à loisir, sont assez nombreuses: eaux de Carlsbad (*Sprudl*, *Schlossbrunn*, *Mühlbrunn*); eaux de Marienbad (*Kreuzbrunn*, *Ferdinandsbrunn*);

eaux de Franzensbad (*Salzquelle*, *Wiesenquelle*); eaux de Kissingen (*Ragozy*, *Pandur*); eaux de Gleichenberg (*Constantinsquelle*, *Stahlquelle*); eaux de Pilna, de Sedlitz, etc., etc. — Par là nous sommes à même de recourir aux autres moyens curatifs, quand la nécessité s'en présente. C'est au médecin à en déterminer le cas.

5° Moyens hygiéniques auxiliaires du traitement à l'intérieur.

Il nous reste encore à dire quelques mots sur les moyens hygiéniques que nous possédons et dont nous recommandons l'usage à certains malades. Ce sont : l'eau de *la fontaine de Wirer* (Wirersquelle), *le lait caillé*, et *les fraises*. L'eau de *la fontaine de Wirer* est la meilleure eau que nous possédions dans notre contrée, et la plus précieuse pour ceux qui veulent se traiter à l'eau fraîche. Elle offre presque continuellement le même degré de température (de $5\frac{1}{2}$ à $6°$ R.). On en fait usage principalement lorsqu'on a pour but d'entretenir la liberté des voies urinaires, d'augmenter l'excrétion de l'urine, comme, par exemple, chez ceux qui souffrent plus ou moins de la gravelle. Il va sans dire que la maladie ne doit pas avoir encore dépassé le premier degré. — L'eau de Wirer se prend à la dose de trois à six verres tous les matins. Comme simple boisson, elle favorise les effets salutaires de nos autres moyens curatifs.

Le lait caillé n'est autre chose qu'un lait écrémé qui s'est coagulé de soi-même par suite de son exposition libre à une température de 20 à $25°$ R. Le lait, ainsi exposé à l'air, en absorbe l'oxygène, tandis qu'il perd beaucoup de son acide carbonique. Il se forme alors un acide appelé *acide laiteux,* le quel provoque une coagulation lente des parties caséeuses du lait. Le lait caillé constitue donc un lait acide, encore saturé de parties caséeuses. On en recommande l'usage chaque fois qu'il s'agit d'atténuer, au moyen d'un léger acide, une bile trop épaisse, et de favoriser les évacuations alvines, comme, par exemple, chez les sujets d'une constitution bilieuse et atrabilaire. Plus il est atténué, plus l'effet en sera satisfaisant. On en prend d'ordinaire une ou deux fois par jour.

Les fraises de notre contrée sont renommées pour leur arôme, et on peut en avoir de fraîches tous les jours, depuis le commencement de juin jusqu'à la fin de septembre ; ce qui ne doit pas étonner, parce qu'à mesure que l'été s'avance on les apporte des montagnes les plus élevées, où elles sont plus tardives. Elles contribuent beaucoup à rafraîchir le sang et à l'atténuer, quand il est trop chargé des éléments plastiques, comme il arrive chez les arthritiques (goutteux). On a des exemples que de tels sujets ont tiré le plus grand profit d'un usage prolongé et réglé des fraises.

Tarif du prix

des bains, du linge, de l'école de natation et de gymnastique, des eaux minérales et du petit lait.

B a i n s.	Monnaie de convention	
	fl.	kr.
Un bain dans une baignoire	—	14
» » transporté au logis, en ville	1	—
» » hors de la ville	1	24
Un grand bain simple	—	24
Une douche	—	12
Un bain jaillissant (*Wellenschlagbad*)	—	16
» » de limon	—	48
» » » pied d'eau salée	—	8

	fl.	kr.
Un bain de pied de limon	—	16
» » » vapeurs	—	24
Une douche froide	—	6
Un seau d'eau salée pour le bain	—	7
» » sulfureuse, idem	—	12
» » ferrugineuse	—	12
» de petit lait pour le bain	3	—

Linge de bain.

	fl.	kr.
Un drap	—	2
» peignoir	—	2
» essuie-main	—	1

École de natation.

	fl.	kr.
Un bain simple	—	10
Abonnement des bains simples par mois	2	—
Une leçon de natation	—	30
Abonnement pour l'instruction entière de natation	12	—
Un bain de rivière en cabinet	—	15

Gymnastique.

	fl.	kr.
Une leçon	—	20
Abonnement par mois	5	—

Pourboire.

	fl.	kr.
Pour un grand bain, un bain de limon, ou un bain de vapeurs	—	6
Pour un bain dans une baignoire	—	3

Eaux minérales et petit lait.

	fl.	kr.
Source Marie Louise, la petite bouteille	—	6
idem, la grande bouteille	—	10
Source sulfureuse	—	10
Petit lait (la pinte) · · · · · · · *Seitel*	—	6

C.

ISCHL
SOUS LE RAPPORT TOPOGRAPHIQUE.

La situation d'Ischl au centre du Salzkammergut en fait
un des lieux de réunion les plus attrayants de l'Allemagne.
La nature, si merveilleuse dans ses caprices, y semble
avoir épanché tous ses trésors. Que l'on se figure un bourg
du plus riant aspect, avec ses jolies maisons blanches et
propres, ses élégants édifices, ses promenades ombragées,
ses jardins pleins de fleurs; un bourg ayant toute l'apparence d'une petite ville, situé dans une des plus ravissantes
vallées qui se puissent voir, au confluent de deux belles
rivières (l'Ischl et la Traun), s'y déroulant comme deux
rubans céladons sur une robe de velours vert; bordé de
tous côtés par de délicieuses allées d'arbres à travers de
belles prairies, d'où l'œil plonge avec curiosité dans les
replis profonds et mystérieux d'un magnifique amphithéâtre
de montagnes couvertes de bois ou de rochers nus, qui
découpent en mille formes un ciel du plus suave azur; — que
l'on se figure derrière ces collines amènes, semées de bouquets d'arbres, de maisons, de villas, de pavillons; dernière ces forêts sombres, entre ces rochers lointains dont
l'aspect fascine, les sites les plus romantiques, au bord de
lacs profonds, où se réfléchissent toutes les merveilles de
la nature, du ciel, du soleil, en vue de cascades se pré-

12

cipitant avec fracas au fond des abîmes; — et l'on aura quelque vague idée de notre beau pays. Le voyageur qui arrive pour la première fois dans cette partie de notre Allemagne demeure malgré lui en extase devant ces beautés sublimes que Dieu y a répandues avec profusion; il contemple long-temps ce paysage, qui lui apparaît comme un séjour enchanteur.

La localité, sa population, maisons de plaisance, édifices publics, promenades et jardins.

Ischl est actuellement le siége de l'administration des salines du district; il possède un *magistrat*, un commissariat, un bureau de poste. On y trouve des hôtels, des auberges, des cafés, une belle salle de réunion, un cabinet de lecture, un théâtre. Le bourg est séparé par la Traun en deux parties, qui communiquent entre elles par plusieurs ponts en bois, dont l'un, celui qui aboutit d'un côté à la rue de Gratz (*Gratzerstrasse*) et de l'autre au commencement de l'esplanade, en face le superbe hôtel Talaquini, présente une vue magnifique sur toutes les montagnes circonvoisines et sur une grande partie de l'endroit lui-même. Les maisons au nombre de 280, ont toutes leurs fenêtres munies de jalousies, propres à garantir les appartements de l'action trop vive du soleil et de la lumière. Ces maisons pour la plupart sont d'un style moderne; mais on en trouve encore en assez grand nombre dont la construction rappéle l'ancien style norique. Les rues sont assez bien pavées.

La population est d'environ 2,000 habitants, parmi lesquels on compte plusieurs familles très-distinguées et de haut rang.

Parmi *les maisons de plaisance* ou *Villas*, répandues à l'entour d'Ischl, sur différentes collines, comme des fleurs précieuses détachées d'un brillant bouquet, et toutes de l'effet le plus pittoresque, il faut citer les suivantes.

CÔTÉ DU SUD : — 1° Villa du comte de *Sikingen*, située seulement à quelques pas du bourg, près du village de *Reiterndorf*. Elle est construite avec beaucoup de goût, dans un style moderne, et rappèle en quelque sorte, avec son parc des plus magnifiques les maisons de campagne qu'on voit en Angleterre. — 2° Villa de la comtesse *Wrbna*, à l'extrémité de la Gratzerstrasse, avec un beau jardin orné d'une haute terrasse qui domine tout Ischl et ses environs. Elle se reconnait aisément au style gothique de son architecture, et à l'espèce de belvéder à jour, en forme de lanterne, qui la surmonte. Reine de ce séjour vraiment enchanté, la comtesse Wrbna appartient aux rangs les plus élevés de l'aristocratie et n'est pas moins connue par les nombreux bienfaits qui se répandent de ses mains sur les habitants que par le nom illustre qu'elle porte. Sa maison est le rendez-vous des notabilités en tout genre. La comtesse Wrbna, non moins distinguée par les qualités de l'esprit que par celles du cœur y passe l'été et l'hiver, en société de son amie la très-spirituelle princesse de *Jablonowska*, qui aime les lettres et possède une grande et précieuse collection de livres. — 3° Villa de *M. Klein*, presque en face de la précédente, construite d'une manière élégante et dans un goût moderne, avec un joli jardin sur l'un de ses côtés; elle est de plus surmontée d'une très-belle plateforme, d'où l'œil se promène sur le vaste tableau que nous avons esquissé plus haut.

CÔTÉ DE L'OUEST : — 1° Villa du *Baron de Hohenbruk*.

Elle se trouve à un quart d'heure environ d'Ischl, sur une belle et amène colline, dont une forêt dérobe l'aspect lointain, et au centre d'un parc magnifique. Sa construction rappèle celle des maisons suisses et frappe par son originalité. — 2° Villa du comte de *Kinsky*. Elle se trouve à droite au bord du chemin qui conduit à l'établissement du *Molkensieder* (v. plus bas), et se présente agréablement au fond d'un joli petit jardin, au milieu du quel le possesseur précédent, M. de Perko, a fait construire une belle fontaine appelée fontaine de *Rothschild*, en mémoire de ce grand bienfaiteur, connu du monde entier.

CÔTÉ DU NORD: — Villa du docteur *Eltz*. Cette villa est fort recherchée des gens riches, à cause de sa situation avantageuse sur une belle terrasse verte, au bord de l'Ischl et un peu à droite de la colline connue sous le nom de *Schmalnau*, les quelles, terrasse et colline, forment comme une sorte d'épatement de gazon aux montagnes plus ou moins boisées qui lui servent d'abri contre le nord. On y jouit d'une belle vue sur Ischl et sur toute la vallée, jusqu'au glacier de *Dachstein*.

CÔTÉ DU NORD-EST : — Villa de *M. Pacher de Theinburg*. Elle se trouve sur une colline appelée *Blumenstein*, où l'on arrive par une belle allée d'acacias. Sa construction, comme celle de la villa *Hohenbruk*, rappèle les maisons suisses.

CÔTÉ DE L'EST : — Villa du prince de *Kinsky*. Elle est située sur un plateau élevé, d'où la vue s'étend sur tous les environs d'Ischl, jusqu'au glacier de *Dachstein*. Le parc est renommé pour le choix des fleurs qui s'y trouvent. — Aussi à louer, comme la villa du docteur *Eltz*.

Parmi *les édifices* les plus remarquables qu'on voit à

Ischl, il faut citer les suivants : — 1° *L'église*, dont la voûte est construite de telle manière que, quoique assez vaste, elle n'est soutenue au milieu par aucun pilier. Fondée en l'année 1320, elle fut entièrement reconstruite par les soins de Marie-Thérèse, qui consacra à cette œuvre pieuse une somme de 30,000 florins. La tour, de forme quadrangulaire, rappèle l'ancien style, et il s'y trouve encore une pierre portant cette inscription latine : *Romanus Materni. Frivsvsi. Eromnae Areeno. Niaevcon An. LXXX. B. M.* ce qui veut dire, selon M. Steiner : Romanus Materni filius vivus sibi et Romanæ Arcenoniæ conjugi defunctæ anno LXXX. Beatæ memoriæ. Une terrasse ombragée, adossée aux murs extérieurs du chœur, la termine du côté de la place *Ferdinand,* où l'on descend par un escalier de pierre. — 2° Le bâtiment de *l'administration des salines (Salinenverwaltungshaus),* situé, dans la Wirerstrasse, parallèlement au jardin de Wirer, et habité par les employés aux salines. Il offre une longueur de 32 toises sur 9 toises de largeur. — 3° Les *sauneries (Kolowrats- et Tiroler-Pfannhaus)*, sur la place Ferdinand (*Ferdinandsplatz*). Il peut sembler curieux aux étrangers de voir les immenses chaudières où l'on fait évaporer la saline (soole) et d'où on ne retire pas moins de 800 quintaux de sel toutes les 24 heures. C'est dans l'établissement qui porte le nom de *Kolowratspfannhaus* que se trouvent tous les appareils qui servent, d'une part, à recevoir la saline des mines (de Hallstadt, et d'Ischl), et, de l'autre, à la conduire tant dans les chaudières que dans les établissements de bains. Les tuyaux qui amènent la saline correspondent aussi à d'autres tuyaux aboutissant aux sauneries d'Ebensée, où ils conduisent la saline qu'on n'évapore pas à Ischl (v. p. 40). On n'a qu'à s'adresser à quelqu'un des employés, au bureau des salines (même maison), pour tous les renseignements qu'on peut désirer à cet égard. — 4° *Les établissements des bains.* (v. p. 76). — 5° *Les hôtels* (v. plus bas). — Outre les bâtiments ci-dessus mentionnés, il existe encore à Ischl:

Des *établissements de charité* et des *hospices.* Nous citerons: l'école d'industrie (*Industrieschule*) dans la *Schulgasse*, fondée par le grand bienfaiteur d'Ischl, le D' *Wirer de Rettenbach*, qui l'a richement doté. Les enfants du pays, qu'on y reçoit depuis l'âge de deux à cinq ans, d'ordinaire au nombre d'une centaine, y apprennent tous les ouvrages d'aiguille, le jardinage, etc., et y reçoivent en même temps la première instruction. Les enfants des pauvres y sont pourvus d'habits, de linge, etc. Cet établissement est fréquenté par tous les étrangers que leur nature porte à avoir pitié des malheureux et à soulager leur misère. — L'hospice civil (*Bürgerspital*). Cet établissement qui se trouve près du pont appelé *Gedeckte Brücke* (pont couvert) est destiné pour les paysans infirmes qui ne peuvent plus travailler. Il a aussi été fondé par Wirer. — L'hôpital d'Ischl. Cet établissement, très-favorablement situé sur une colline, au nord-ouest, dans le quartier appelé *Egelmoos*, et orné d'un jardin, est parfaitement entretenu par les soins du D' *Brenner de Felsach.* Les malades y reçoivent tous les soins possibles. Les étrangers, tels que gens de service et autres, peuvent s'y faire recevoir en payant. Le prix est très-modéré.

Les promenades et *jardins* qui embellissent le bourg d'Ischl sont:

1° L'Esplanade (*Sophiensesplanade*) à la quelle fait suite l'allée François (*Franzallée*). C'est une belle allée de

frènes, le long de la rive gauche de la Traun, à la quelle
on a donné les noms illustres de LL. AA. I. et R. l'archiduchesse *Sophie* et son auguste époux l'archiduc *François
Charles*, en reconnaissance des bienfaits nombreux dont
Ischl a été l'objet de leur part. C'est pourquoi l'on voit
aussi, vers le milieu de l'Esplanade, du côté de la rivière,
une espèce de piédestal, qu'a fait élever en 1839 feu le docteur Wirer, et qui porte cette inscription (chronogramme):
Sophlae noMen DeCVs Vlae aVspIClo notI eXaCtae.
Noti s'entend de Wirer (l'homme connu, célèbre).

2° Le jardin de Wirer (*Wirers Garten*), dans la Wirerstrasse. C'est un très-beau jardin au milieu du quel se
voit le monument élevé à Wirer par les habitants, avec
cette inscription: „Ischl reconnaissant à son bienfaiteur
Wirer, 1839."

3° Le jardin de Rodolphe (*Rudolphsgarten*), orné d'un
monument érigé en 1839 par l'archevêque baron de Somerau
Beck, en l'honneur de feu S. A. I. l'archiduc Rodolphe, car-
dinal archevêque d'Olmütz, grand protecteur d'Ischl.

Logements, loyer, cuisine, gens de service, objets de luxe et de comfort.

Les étrangers choisissent leur logement selon la dé-
pense qu'ils sont en état de faire. À l'égard des *hôtels* et
des *auberges*, on a le choix entre les suivants:

L'hôtel Talaquini, ainsi appelé du nom de son fondateur, qui ne craignit pas de dépenser à sa construction
environ 250,000 florins bon argent, afin de doter Ischl
d'un établissement digne des illustres hôtes qui le fré-
quentent annuellement. Ce vaste hôtel, ou plutôt ce palais
l'emporte de beaucoup sur les autres établissements du

même genre, tant par sa grandeur et sa belle situation au
bord de la Traun et en vue de l'Esplanade, l'endroit le plus
animé d'Ischl, que par sa magnificence et sa distribution
intérieures. Toutes les salles, ainsi que les escaliers, sont
ornées de belles peintures à fresque et de sculptures. Nous ne
craignons pas de dire qu'un établissement semblable n'existe
nulle part, pas même dans les plus grandes villes, et c'est
déjà une curiosité. Le voyageur y trouve tout ce qu'il peut
attendre d'un hôtel du premier ordre. On y dîne à table
d'hôte ou à la carte, comme on le désire. On peut aussi se
faire servir chez soi. Le prix de la table d'hôte est modéré
(1 fl. actuellement). La principale salle à manger est située
du côté de la Traun, parallèlement au cours de la rivière,
et éclairée de grandes fenêtres, avec un plafond très-haut et
magnifiquement peint ainsi que les murs; elle contient une
table de 50 couverts, à laquelle on n'est sûr de trouver une
place qu'autant qu'on fait prévenir le sommelier trois heures
d'avance. Du reste, les convives qui ne peuvent trouver
place à la grande table vont s'asseoir à d'autres tables, dans
la salle contiguë, en forme de trapèze, et où se voient au
plafond les neuf muses avec Apollon. Cette seconde salle à
manger est intermédiaire entre la première et la salle de
billard, non moins ornée, située sur la *Pfarrgasse*. Elles
aboutissent toutes à une spacieuse et magnifique rotonde, à
œil de voûte et à grands vitrages, donnant sur l'Esplanade
et sur un vaste paysage. C'est là que la société se rassemble
pour la conversation et la lecture des journaux (français,
anglais, allemands). Tous les gens de service y sont d'une
extrême politesse et aussi cultivés qu'on puisse l'attendre de
leur condition. Les prix y sont très-modérés, eu égard à
tout ce qu'on y reçoit et à tous les avantages qu'on y trouve.

L'hôtel Talaquini, — en forme de trapèze presque triangulaire, dont le plus petit côté, au sommet tronqué, laisse voir en saillie la superbe rotonde vitrée dont nous avons parlé, — haut de deux étages, orné de balcons, avec de vastes cours intérieures, ne contient pas moins de 100 chambres. Il est ordinairement habité par des gens de dinstinction [1])

L'hôtel de la poste (*Posthof*), situé sur la *Landstrasse*, est une succursale du précédent. On s'y trouve aussi parfaitement bien, quoiqu'il n'ait pas un extérieur aussi imposant. Le voyageur qui voudrait faire moins de dépenes y descendra de préférence, les prix étant très modérés et l'hôtel étant monté sur un pied plus modeste. On y dîne à la carte.

L'hôtel de la Croix d'Or (*Goldene Kreuz*). Cet établissement est aussi très-bien tenu. On y dîne à la carte. Les prix sont encore plus modérés.

Quant aux *logements particuliers*, ils sont en très-grand nombre, et l'on est toujours à peu près sûr d'en trouver. On n'a qu'à jeter les yeux sur les écriteaux pendus aux portes avec ces mots: *Wohnungen zu vermiethen* (logements à louer). Il n'existe aucun quartier qu'on puisse dire exclusivement habité par l'aristocratie; on trouve partout des logements plus ou moins convenables; mais, si l'on tient à jouir des plus belles vues, sans quitter sa chambre, on devra choisir entre l'Esplanade, la Wirerstrasse, ou la ceinture de maisons de campagne qui se déroule autour d'Ischl. Les personnes venues à Ischl pour y prendre les

---

[1]) Au moment où nous traçons ces lignes, aujourd'hui 20 février 1858, nous apprenons que d'importants changements vont avoir lieu relativement à cet hôtel.

bains feront bien de se loger le plus près possible des établissements des bains, situés sur la place de Ferdinaud (*Ferdinandsplatz*). Ischl a tellement grandi depuis quelques
années, qu'il n'est plus guère nécessaire de retenir les appartements à l'avance, à moins qu'on en désire un qui soit
composé d'un grand nombre ou d'un certain nombre de
pièces. Il faut alors écrire au médecin à qui l'on veut
s'adresser ou au propriétaire de la maison lui-même et lui
préciser l'époque de l'arrivée, la quantité de pièces que l'on
désire, le nombre de personnes qu'on a avec soi, et la durée
du séjour qu'on pense faire à Ischl. Pour plus de facilité
dans le choix, voici *le tableau* des logements les plus spacieux, avec l'indication du nombre de pièces dont ils sont
composés, de leur situation, et le nom des propriétaires
actuels :

Logements les plus spacieux.

Nos	Nom des propriétaires	Chambres, au nombre de	Pièces pour les domestiques, au nombre de	Une écurie.	Une remise pour voitures.	Un jardin.	Étages.	Leur situation
40	Wilhelm Seeauer	26	5	14	10	1	3	Esplanade
39	Michael Plasser	15	3	—	—	1	2	
43	Anton Gschwandner	14	2	4	3	1	2	
37	Ferdin. de Lidl	17	5	12	10	1	2	
36	Johann Faschl	11	2	6	2	1	2	
35	Karl d'Erb	9	2	—	—	1	3	
55	Maxim. Bott	9	3	2	2	—	2	
37	Kajetan de Lidl	8	2	8	4	1	2	
5	Mich. Tänzl	15	3	5	4	—	2	Untere Traupiatz
7	Ferd. Aubök	14	2	2	2	1	2	Casino-gasse
21	Ant. Leuthner (Canonicus)	23	2	4	4	1	3	Landstrasse Ferdinands-platz
22	Pfarrhof (Maison du curé)	8	1	2	2	1	2	
15	S. Hofbauer	12	4	—	—	—	2	
154	Aloisia Götz	13	2	4	2	1	2	
254	» »	17	2	8	3	1	2	
160	Franz Bamesberger	26	2	20	12	1	3	
161	» »	14	1	6	4	1	3	
265	Brandhuber	12	2	—	—	—	2	Wirer-strasse
246	Mat. Heuschober	13	3	10	5	1	2	
177	Mat. Geschwander	8	2	—	—	1	2	Kreuz-platz
176	Purgstaller (Chirurgien)	8	1	—	—	—	2	
144	Joh. Huber	15	2	—	—	1	2	
182	Geschwandner	8	2	—	—	1	1	Schmalnauer-gasse
221	Pfost (Chirurgien)	10	2	2	1	1	1	Gratzer-strasse
236	Joh. Zimmer	8	2	2	1	—	1	
242	Comte de Lambert	8	2	2	1	—	1	Quell-gasse
272	Brandhuder	6	2	—	—	1	1	Egelmoos
264	A. Vielweib	7	1	—	—	—	1	Schul-gasse
251	Jos. Brucker	7	1	—	—	—	1	Salzburgerstr.
252	T. Steininger	6	1	—	—	—	1	
15	N. Gassner	12	3	2	4	—	2	Roit
19	»	6	2	1	2	1	2	

Les maisons de plaisance (*villas*) ci-dessus mentionnées.

On loue au jour, au mois, ou pour toute la saison. Le prix du loyer est différent selon la grandeur des logements et les prétentions que l'on fait ; cela va sans dire. En général il est modéré. On paye ordinairement pour une chambre bien garnie d'un demi-florin à un florin bon argent par jour. Au reste les logements seront d'autant moins chers, qu'on arrivera au commencement ou vers la fin de la saison (mai, juin, — septembre, octobre). Avant de quitter un logement qu'on a pris au mois, il est d'usage qu'on avertisse le propriétaire huit jours d'avance.

Pour ce qui est de la cuisine, on peut la faire chez soi, si l'on n'aime mieux se faire apporter son repas de quelqu'un des restaurants en vogue (*Posthof, Goldene Kreuz, Zauner, Stoeger*). On n'a qu'à prévenir le propriétaire, qui se chargera de procurer tous les ustensiles nécessaires. Au besoin, on trouve aisément, dans le pays même, des gens pour la cuisine et pour le service, dont aura lieu d'être satisfait, si l'on n'est pas trop difficile et qu'on n'exige pas trop de leur savoir. Les habitants du pays, très-affables et très-prévenants, rendent de bonne grâce les services dont ils sont capables. En général, leur industrie s'étend à tous les objets d'utilité, qu'ils se chargent de fournir eux-mêmes à leur hôtes. — Quant aux objets de luxe et de comfort, les boutiques si renommées de M. Stammer, dans la Pfarrgasse et sur l'Esplanade, présentent de quoi satisfaire le goût le plus difficile.

Poste. — Monnaie.

Le bureau de poste est ouvert le matin de 8 à 11 heures, et le soir, de 3 à 5 heures. — Les lettres à recommander doivent être portées à la poste dans l'avant-midi.—

On distribue les lettres de 7 heures du matin jusqu'à 7 heures du soir.

Elles arrivent de *Linz* à 6 heures du matin,
» » » *Gratz* à 9 h. du soir,
» » » *Salzbourg* à 3 h. du matin.
Elles partent pour *Linz* à 6 h. du soir,
» » » *Gratz* à 3 h. du matin,
» » » *Salzbourg* à 9 h. du soir.

Les lettres qu'on ne veut ni affranchir ni recommander se jètent dans la boîte, ouverte toute la journée. — Les lettres chargées, de même que les envois d'or ou d'argent ou d'effets précieux, doivent être accompagnées d'une seconde lettre d'avis (*Frachtbrief*), où l'on fixe le prix des effets.

L'affranchissement des lettres est libre pour les pays et les villes qui suivent:

Royaumes de	**Grands duchés de**
Bavière,	Baden,
Saxe,	Hesse et
Prusse,	Saxe - Weimar - Eisenach,
Hanovre,	Nassau,
France et Alger,	Saxe - Cobourg - Gotha,
Grande - Bretagne,	Saxe - Meiningen - Hildburghau
Wurtemberg,	sen,
Hesse - électorale,	Saxe - Altenburg et Oldenbourg.
Danemark et	**Duchés de**
Ile d'Helgoland.	Meklenbourg
Colonies et possessions anglaises	(Schwerin et Strelitz),
	Brunswick,
Jamaïque,	Luxembourg,
Canada,	Holstein et
Nouvelle - Brunswick,	Lauenbourg,
Nouvelle - Ecosse,	**Principautés de**
Iles du prince Edouard et Terre	Hohenzollern - Hechingen et
neuve (Neuland).	Sigmaringen,

Reuss-Ebersdorf,
Greitz-Schleitz et Lobenstein,
Lippe-Detmold,
Lippe-Schaumbourg-Buckebourg
et Schwarzbourg-Rudolphstadt
et d'Eutin.

Landgraviats de

Hesse-Hombourg-Meissenheim.

Canton suisse de

Schaffouse (*Schaffhausen*)

Villes libres et alliées de

Francfort-sur-Main,
Brême,
Hambourg et
Lübeck.

Iles joniennes, Dardanelles.

Villes de

Smyrne,
Constantinople,
Alexandrie,
Séres,
Salonique,
Buckarest,
Botuchani,
Jassy et
Galacz.

La monnaie, dans notre contrée, est de trois sortes:

1° Il y a la monnaie d'argent ou de convention, appelée *Convenzions Münze;*

2° la monnaie connue sous le nom de *Wiener Währung* ou *Scheingeld;*

3° la monnaie d'or (*Goldmünze*).

La valeur de la première sorte est à celle de la seconde comme 1 à $2\frac{1}{2}$, de sorte que, par exemple, 1 florin d'argent équivaut à $2\frac{1}{2}$ florins *Wiener Währung.*

1° La monnaie de convention circule en pièces d'argent (*Silbergeld*) et en billets de banque (*Banknoten*).

Les *pièces d'argent* sont:

Les pièces de

2 fl. (*2 Guldenstück* ou *Thaler*) $=$ 5 fl. W. W. (ou 5 francs)

1 fl. (*Guldenstück* $=$ 60 *Kreuzers C. M.*) $=$ 2 fl. 30 kr. W. W.

20 kr. (*Zwanziger*) $=$ 50 kr. W. W.

10 „ (*Zehner*) $=$ 25 kr. W. W.

5 „ (*Fünfer*) $=$ $12\frac{1}{2}$ kr. W. W.

3 „ (*Groschen*) $=$ $7\frac{1}{2}$ kr. W. W.

1 „ (de cuivre, *Silberkreuzer*) $=$ $2\frac{1}{2}$ kr. W. W.

Un florin d'argent, $=$ trois zwanzigers, équivaut à 2 francs 50 centimes.

Les billets de banque sont :

les billets de   5 fl. $=$ 12½ fl. W. W.
»   »   »   10 fl. $=$ 25 fl. W. W.
»   »   »   50 fl. $=$ 75 fl. W. W.
»   »   » 100 fl. $=$ 250 fl. W. W.
»   »   » 1000 fl. $=$ 2500 fl. W. W.

2° La monnaie appelée *Wiener Währung* circule en

pièces de cuivre de 1 *Kreuzer*
»   »   »   » 2   »
»   »   »   » 3   »   (*Groschen*)
»   »   »   » 6   »   (*2 Groschen*)

3° Pour ce qui concerne la monnaie d'or, ce sont surtout les pièces appelées *Ducats* d'Autriche ($=$ 4½ fl. C. M.), les pièces de ving francs, et les souverains d'or, qui ont le plus de cours.

À l'égard des pièces d'argent qui nous arrivent de la Bavière et du Rhin, il faut remarquer que leur valeur est à celle de nos pièces d'argent comme 6 à 5 ; de sorte que, par exemple, 1 florin de Bavière (60 kr.) équivaut à 50 kr. C. M. — Il va sans dire que l'on échange dans les hôtels toutes sortes de monnaies.

Formalités à remplir, liées au séjour d'Ischl.

Dès qu'un étranger a pris un logement, que ce soit dans un hôtel ou dans une maison particulière, il est invité à inscrire son nom sur une espèce de carte qu'on lui présente et à délivrer son passeport entre les mains du propriétaire de la maison. Celui-ci se charge de le remettre au commissaire des bains, qui fait imprimer le nom de l'arrivant, avec sa qualité et son adresse, dans la liste des étrangers (*Kurliste*). — Le passeport lui sera rendu avant son départ. — On reçoit la liste des étrangers chez l'imprimeur lui-même (*Kreuzplatz*). Le prix en est très-modique. — Tout étranger qui s'arrête à Ischl au delà de six jours est considéré comme baigneur, et comme tel il est engagé à payer, contre une quittance signée du commissaire, le droit de séjour (*Kurtaxe*), fixé à 3 florins bon argent pour une personne seule ; s'il y a plusieurs personnes constituant une famille, le chef de la famille seul paye trois florins ; les autres ne payent que 30 *kreutzers* par tête. En sont exemptes les personnes âgées de moins de 15 ans, ainsi que les pauvres. Les sommes produites par cette mesure sont destinées pour l'embellissement des promenades, l'entretien des hospices de charité, la restauration des bains, etc. — Il y a aussi 2 florins pour les musiciens chargés d'exécuter des morceaux choisis, le matin aux heures où l'on prend les eaux (dans la *Molkenhalle*), et de contribuer ainsi à distraire les hôtes-baigneurs. Comme partout ailleurs, les baigneurs sont aussi salués d'une aubade à leur arrivée ; la gratification qu'il convient d'accorder en ce cas est laissée tout entière à leur discrétion.

Lieux de distraction et de récréation. Société.

On s'est tout d'abord occupé et l'on s'occupe continuellement à pourvoir notre localité de tous les moyens de distraction et de récréation imaginables, le temps ne permettant pas toujours de faire des promenades.

C'est dans ce but que Wirer a fait construire, en 1827, sur d'assez larges dimensions un beau *théâtre*, qui se trouve situé sur le *Kreuzplatz*. Les pièces qu'on y représente ordinairement sont des comédies gaies, très-aimées du public, qui s'y porte en foule dans les jours pluvieux, en sorte qu'il est bon ces jours-là de faire retenir de bonne heure ses places, si l'on veut avoir les meilleures (Loges du premier rang).

Nous possédons en outre un lieu de réunion, nommé *casino*, qui est très-avantageusement situé sur la rive gauche de la Traun, derrière la maison des bains, et qui se compose de deux vastes salles parallèles, décorées de la manière la plus satisfaisante, avec un beau perron sur la rivière. L'une des deux salles est particulièrement destinée pour les bals et pour les concerts, l'autre sert pour les réunions journalières et contient des tables de jeu et de billard. On y lit les principaux journaux français, anglais, allemands. Une sorte de bal a lieu tous les mardis. C'est à M. le baron de Löhr, conseiller aulique, que l'on est principalement redevable de cet établissement.

Prix d'abonnement (y compris les bals hebdomadaires):

pour la saison entière . . . . 8 fl.
pour un mois . . . . 3 fl.
pour quinze jours . . . . 2 fl.

Prix d'entrée pour ceux qui ne sont pas abonnés:

tous les jours . . . . 10 kr.
les jours de réunion . . . . 30 kr.

Quand les membres d'une famille excèdent le nombre de 3, les autres ne payent que la moitié du prix indiqué.

On ne peut nier que le théâtre et le casino ne soient un puissant moyen de distraction et de récréation pour les étrangers; mais il serait encore à désirer qu'il y eût un *cabinet de lecture* mieux assortis que ceux qui existent dans

194

la Wirerstrasse N°. 16 et dans la Pfarrgasse N°. 15. Il faut s'en contenter en attendant mieux. Nous avons toute raison d'espérer que la saison prochaine ne se passera pas sans que nous voyions cet avantage acquis à notre localité. Les personnes qui jouent du piano pourront aisément s'en procurer un à Ischl, où il s'en trouve en assez grand nombre, mais elles feront bien d'apporter de la musique; car sous ce dernier rapport nos marchands ne sont pas admirablement pourvus.

Pour ce qui est de la *société* réunie à Ischl, pendant la saison des bains, elle se compose de personnes venues de tous les points de l'Europe, principalement des contrées du nord. L'année dernière on y comptait surtout beaucoup de Russes, appartenant à la plus haute société. Comme la famille Impériale ne manque guère de venir chaque année honorer de sa présence une localité qu'elle a comblée de faveurs et qui se ressent de plus en plus de cette illustre protection, il s'en suit qu'Ischl est devenu le rendez-vous des plus hauts personnages de tous les pays et notamment de tout le beau monde de notre ville impériale. Nous ne saurions trop vanter l'affabilité que montrent les personnes les plus haut placées, comme si la nature, en les rapprochant d'elle, leur communiquait sa sublime simplicité. Toutefois, nous l'avouons à regret, ce n'est pas tout à fait à tort qu'on se plaint çà et là d'une sorte d'isolement des différentes sphères de la société, bien que cet inconvénient se fasse beaucoup moins sentir depuis quelques années, que les étrangers affluent chez nous en plus grand nombre. Il serait besoin, pour y rémédier complétement, que l'on établît un centre de réunion plus vaste et plus commode que celui que présente la colonnade actuelle (*Molkenhalle*), et destiné de

même pour la conversation et la promenade aux heures ma-
tinales où l'on prend les eaux et le petit lait. Nous espérons
qu'un tel vœu ne tardera pas à s'accomplir. Jusque-là les
lieux de réunion mentionnés plus haut, ainsi que la table
d'hôte à l'hôtel Talaquini, présentent aux étrangers assez
d'occasions de se lier et de faire connaissance, pour qu'on
n'ait pas trop à se plaindre sous ce rapport. L'isolement
dont nous parlons est moins sensible lorsqu'il fait beau,
tout le monde aimant alors à s'éparpiller comme des fleurs
vivantes dans la campagne, pour y jouir des spectacles
merveilleux que la nature y déploie de toutes parts. Pour
augmenter autant que possible le plaisir des promeneurs,
on a fait construire, sur tous les points élevés et présentant
les plus belles vues, de charmants *parillons* garnis de tables
et de chaises où l'on a toute facilité de se reposer, d'écrire,
de dessiner. Ils portent généralement les noms de ceux qui
les ont fait construire ou de ceux en mémoire de qui ils ont
été construits. On y arrive par des chemins bien entretenus.

Les promenades se font ou à pied, ou en voiture, ou
à cheval ou en bateau. Beaucoup de personnes font usage
des chaises à porteurs, parfaitement conditionnées et très-
commodes; plusieurs montent des ânes. Les prix sont fixés
ainsi qu'on les trouve dans les tarifs de transport qui suivent.

Tarif général de transport pour Ischl et ses environs.

I. Tarif des chaises à porteurs, fermées et découvertes.

Les astérisques (*) indiquent les endroits où le transport ne commence qu'au pied de la montagne.

Dans les lieux ci-dessous indiqués	Monnaie de convention.		Durée par heures.
	fl.	kr.	
Transport aux bains	—	6	—
» ailleurs qu'aux bains et en ville			
pendant le jour	—	12	—
pendant la nuit	—	15	—
Promenade de santé	1	—	2
Transport à la place du prince Metternich	—	30	1
» à Kaiserin Carolinenplatz; Ugartenssitz; Molkensieder; Schmalnau; Calvarienberg	—	40	1½
» à Rudolphsbrunnen; Wirershain; Rettenbachmühle; Sophiensplatz	—	48	2
» à Henriettens Höhe (Syriuskogl); Hochstockwiese; Rettenbachwildniss; Dänenweg; Hohenzollernwasserfall (cascade); Kathereck; Maria Louisenquelle (source)	1	20	3
» à Wildenstein-Ruine; autour de la montagne Jainzen, dans la vallée de Jainzen Ramsau	1	40	3
» à Nussensee; Salzberg; Rosaswasserfälle (cascades); Zimitzwildniss	2	—	3
» à Rheinfalzalpe *	2	20	4
» à Kolowratsthurm *; de Laufen à Steg sur la Soolenleitung (sentier des conduits de la saline); d'Ischl à Strobl	3	—	5
» à Böhmenshöhe (sommet de la montagne Jainzen)	3	—	5
» à Rettenbachalpe; Hütteneck *; Predigerstuhl (chaire) *; Kapitelalpe *	5	—	5½
» de Schwarzensée au Wirerstrub (cascade) et à St. Wolfgang	5	—	5
» de Hallstadt au Waldbachstrub (cascade)	1	48	1¾

Dans les lieux ci-dessous indiqués	Monnaie de convention.		Durée par heures.
	fl.	kr.	
Transport de Hallstadt au Salzberg	4	—	3
» » » » Rudolfsthurm	2	24	1
» » » » Gosauzwang sur la Soolenleitung	3	24	1½
» » » Salzberg, au Rudolphsthurm et au Gosauzwang	5	12	4
Course en traineau du Rudolphsthurm à Hallstadt	1	30	½
Transport de St. Wolfgang au Schafberg * jusqu'au sommet de la montagne . . .	8	—	
» d'Ebensée à Traunkirchen autour de l'endroit Angerl	8	—	Une journée entière.
» du Salzberg d'Ischl à Aussée par les Alpes	8	—	
» aux trois lacs de Wolfgangsee, Mondsee, et Attersée	7	—	

Le Pourboire est laissé tout entier à la discrétion des
étrangers.

II. Tarif des voitures.

(Pour l'aller et le retour dans le même jour.)

Dans les lieux ci-dessous indiqués	Equipage				Distance par heures.
	à deux chevaux.		à un cheval.		
	fl.	kr.	fl.	kr.	
Transport à Ebensée [1])	4	—	2	30	2
» » Ofensée	7	—	3	30	3½
» » Langbathsée	6	—	3	20	3½
» » Korinskyklause (écluse)	5	—	2	30	1¾
» » Steg	3	30	2	—	1½
» » Gosaumühle	4	30	2	30	2
» » Gosau Brandwirth (auberge)	6	—	3	30	3
» » Gosau Schmidt (forgeron)	6	30	4	—	4
» » St. Wolfgang	3	30	2	—	1½
» » Weissenbach (Attersée)	5	—	3	—	2¼
» » Aussée (excursion très ascendante et exigeante un cheval de renfort)	7	—	4	—	4

¹) on peut y aller aussi en *Omnibus* pour 30 kr. *Ces Omnibus* correspondent avec le bateau à vapeur sur le lac de Gmunden, et partent d'Ischl deux heures plus tôt que le bateau d'Ebensée à Gmunden (voir p. 199).

Le Pourboire, pour chacune de ces courses, est pour
$\frac{1}{2}$ journée = 20 kr.
1 journée = 36 kr.

III. Tarif de transport par eau sur les lacs ci-après désignés.

a) Lac de Hallstadt.

								kr.
De l'endroit dit Steg à Gosaumühle, pour chaque bâtelier								8
»	»	»	»	à Hallstadt	»	»	»	15
»	»	»	»	à Lahn	»	»	»	18
»	»	»	»	à Obertraun	»	»	»	20
»	»	»	Hallstadt à Gosaumühle	»	»	»	»	8
»	»	»	»	à Obertraun	»	»	»	7
»	»	»	»	à Lahn	»	»	»	3
»	»	»	Gosaumühle à Lahn	»	»	»	»	10
»	»	»	»	à Obertraun	»	»	»	13

Pour la première heure d'attente 4
» chaque heure en sus 6
Le Pourboire et laissé à la discrétion des étrangers.

b) Lac de St. Wolfgang.

						kr.
De St. Wolfgang à Strobl, pour chaque bâtelier .					8
»	»	»	à St. Gilgen	»	»	»	12
»	»	»	à l'Écho.	»	»	»	12

Pour traverser le lac 6
» chaque heure d'attente 4
Le Pourboire laissé à la discrétion.

c) Lac de Gmunden.

Bateau à vapeur.

D'Ébensée à Gmunden, pour chaque personne, avec le bagage, 58 kr,

Heures de Départ d'Ébensée à Gmunden.

Dans les mois de mai et d'octobre   8 h. du matin, et 4 h. après midi
»   »   »   » juin et de septembre 8, 12 h.   »   » 4 h.   »   »
»   »   »   » juillet » d'août   8, 12 h.   »   » 3½, 6 h. »

Heures de Départ de Gmunden à Ébensée
1 heure plus tôt.

d) Lacs de Weissenbach (Attersée) et de Mondsée.

Les tarifs ne nous sont pas connus. On pourra compter, en général, 15 kr., par heure, pour chaque batelier.

Table de Réduction.

Mesures et Poids du pays comparés aux Mesures et Poids de la France.

Un pouce	d'Autriche équivaut	à $0{,}97$ d'un pouce de France
» pied	» »	à $0{,}97$ » pied » »
Une toise	» »	à $0{,}97$ d'une toise » »
Un mille (24,000 p.)	» »	à $1\frac{2}{3}$ lieue (a $= 14062$ p.) »
» pied carré	» »	à $0{,}099$ mètre carré » »
Une toise carré	» »	à $3{,}597$ mètres carrés » »
Un *Joch* (1600 tois. carr.) »	» à $\begin{cases} 5758 & \text{» »} \\ \text{environ } 1\frac{2}{3} \text{ arpent légal} \end{cases}$ » »
» pied cube	» »	à $0{,}031$ mètre cube » »
Une toise cube	» »	à $6{,}82$ » » » »
Un minot (*Metzen*)	» »	à $61{,}49$ litre » »
Un seau (*Eimer* $=40$ *Mass* $=160$ *Seitel*) »	» à $\begin{cases} 56{,}60 \text{ litre} \\ = 1{,}79 \text{ pied cube} \end{cases}$ » »
Une livre (*Pfund* $= 32$ *Loth*) »	»	à $560{,}012$ grammes » »

Section III.

ENVIRONS D'ISCHL.

Promenades et excursions.

PROMENADES ET EXCURSIONS.

On est vraiment embarassé, quand on ne reste que peu de temps dans notre contrée, pour savoir de quel côté se diriger dans ses excursions; tant il y a de choses à voir dans les environs d'Ischl. Nous allons commencer par les lieux les plus voisins pour nous avancer de plus en plus loin. Toutefois, comme tous les chemins abondent en beaux sites et belles vues, nous nous bornerons à indiquer les plus remarquables. On n'aura pas de peine à les reconnaître en s'aidant de la carte et du plan ajoutés à ce livre.

I. Promenades les plus voisines.

Côté du nord.

La *Schmalnau* (à 10 minutes de chemin [1]). C'est une belle colline, couverte du plus doux gazon et semée, çà et là, de petites cabanes en bois, où l'on vient prendre du lait et du café. Les inscriptions au crayon ou au couteau sont nombreuses partout, et ne méritent pas l'attention qu'on leur accorde trop souvent. La vue dont on jouit de cette colline est des plus magnifiques et montre tout d'abord à l'étranger la configuration d'Ischl, qui se présente sous l'aspect le plus avantageux, comme un centre où aboutis-

---

[1] Nous n'indiquons que le temps qu'il faut pour aller; par consequent c'est toujours à peu près le double pour l'aller et le retour.

sent, comme trois grands rayons, la route de Vienne, à gauche (N. E.), celle de Salzbourg, à droite (O.), et celle de Gratz, en face le spectateur, dont le regard n'est borné que par le glacier de *Dachstein*. Il s'arrête long-temps à considérer malgré lui ce spectacle imposant et varié. Si l'on veut connaître le nom des montagnes et des vallées qu'on a sous les yeux, on n'a qu'à consulter la carte. Les curieux, jaloux de tout voir, visiteront le *Kalvarienberg* (mont du Calvaire), à l'ouest, le *Syriuskogl* (montagne de Wirer), au sud, et le *Poschbüchel* (colline), à l'est (voir plus bas).

Le *Dänenweg* (chemin Danois), promenade montueuse d'une demi-heure à trois quarts d'heure, derrière la *Schmalnau*, où l'on passe. Elle offre des vues superbes avec de beaux ombrages. Ce sentier a été construit et continue d'être entretenu aux frais du feu roi Christian de Danemark, d'où le nom qu'il porte.

La *Böhmenhöhe* (cime de Bohême), promenade ascensionelle d'une heure et demie, qui conduit à un des magnifiques points de vue, qu'on puisse imaginer, au sommet de la montagne appelée *Jainzen*, d'où l'œil embrasse presque tout le domaine des salines. Le sentier qui y conduit touche à la grande route d'Ébensée, à quelques minutes d'Ischl. Son nom lui vient de ce que le chemin qui forme cette promenade, très-ombragée, a été construit aux frais de plusieurs dames de la haute aristocratie de Bohême.

La *Dachsteinsansicht* (vue sur le *Dachstein*) et le *Hohenzollern-Wasserfall* (cascade de *Hohenzollern*); promenade d'une demi-heure à trois quarts d'heure. La *Schmalnau* étant prise pour point de départ, on suit le sentier, qui se dirige du côté de N. O. et l'on descend dans la vallée, appelée *Jainzen Ramsau*, où l'on entend déjà le bruit de la cascade. Il y a, sur une colline, un pavillon qui invite au repos et au plaisir, par la belle vue qu'elle présente sur le glacier. — Inutile de remonter à la *Schmalnau* pour retourner à Ischl. On prend le sentier qui est à droite, on traverse la vallée et l'on arrive ainsi à *Trenkelbach* (v. çi-dessous), d'où l'on revient à Ischl par un chemin très-agréable.

Côté du nord-ouest.

1° Rive gauche de la rivière d'Ischl.

Trenkelbach, lieu de récréation, où l'on boit de très-bon café, moins cher qu'ailleurs. Promenade d'une demi-heure, une des plus agréables. Tout près de là, le chemin se partage en deux branches, dont l'une, à droite, conduit à la *Dachsteinanssicht* (v. çi-dessus), et dont l'autre, poursuivant la direction vers le N.O., vous mène, en moins d'une heure, à travers les riants gazons des pelouses et les charmantes ombrages de la forêt, à un endroit tout à fait digne d'être visité, le quel se nomme *Zimitzschlucht* (gorge de la montagne Zimitz).

2° Rive droite de la rivière d'Ischl.

Le *Kalvarienberg* (mont du Calvaire), à un quart d'heure tout au plus d'Ischl. On aime a y monter, parce que c'est sur son sommet que l'on jouit de la plus belle vue sur Ischl et ses environs.

Le *Belvédère*, derrière le Kalvarienberg, dans la forêt, offre un des points de vue les plus attrayants.

Le *Nussensée*, le plus petit lac du pays, à trois quarts d'heure d'Ischl, ainsi nommé parce qu'il est entouré d'une forêt de noisetiers (*Nussbäume*). En poursuivant dans la direction de l'ouest, *ou* le chemin qui mène au Belvédèr, *ou* celui qui conduit au *Molkensieder* (v. plus bas), on arrive au bord de la belle prairie d'*Ahorn*, que l'on traverse par un joli sentier, égayé par de riants aspects, et ombragé, par intervalles, d'arbres qui ploient sous leurs fruits vermeils. Bientôt on se trouve au bas d'une colline, que l'on gravit à gauche, toujours dans la même direction; on entre dans la forêt, entrecoupée de petites clairières aux verts gazons, aux charmants bouquets de coudriers qui forment comme un archipel de lumière dans cet océan d'ombre. À mesure qu'on s'y enferme, le chemin perd de plus en plus de ces charmes, se reserre de plus en plus entre un double feuillage d'arbres, d'arbrisseaux, de broussailles, se creuse de plus en plus en ornière, jusqu'à ce que les eaux sombres et verdâtres du lac s'apperçoivent enfin, à gauche, au pied d'une haute montagne boisée sur ses flancs, mais nue à son sommet, dont l'ombre, en se projetant sur le lac, lui donne un aspect des plus tristes. Sur ces bords, au pied des collines également boisées, qui font face à la haute montange, s'étend, en talus demi-circulaire, une prairie marécageuse, à l'extremité de la quelle se fait remarquer une hutte de berger, d'un effet assez pittoresque au milieu de cette solitude. — Cette promenade n'est à faire que lorsque le temps est très-beau, à cause de l'humidité que gardent tong-temps les chemins dans l'endroit épais de la forêt qu'il faut traverser avant d'arriver au lac.

À présent on travaille à construire une chaussée depuis le *Molkensieder* qui va rejoindre la grande route de St. Wolfgang (v. plan d'Ischl, *Neue Strasse*).

Côté de l'ouest.

Le *Molkensieder* (à 20 minutes), établissement de récréation, très-avantageusement situé au bout de l'Esplanade (v. p. 182) dans le *Kaltenbachau*. On y trouve toujours du monde. C'est ici que viennent ordinairement déjeuner et goûter ceux des baigneurs, qui n'aiment pas à gravir la colline de la *Schmalnau*. Tout près de là se trouve la Villa du Baron de Hohenbruck (v. p. 179). À quelques pas, dans la forêt, se voient plusieurs pavillons, portant, çà et là, des noms très-illustres, entre autres: le *Fürstenplatz*, le *Kaiserin Karolinenplatz*, et un peu plus loin, sur la colline, l'*Ugartenssitz*. Ils offrent tous les vues les plus ravissantes. — L'*Ugartenssitz* touche à la belle chaussée qui conduit à Lauffen et qui porte aussi le nom de *Kaiser Ferdinands-Morgenweg* (chemin de l'empereur Ferdinand), en mémoire de notre bien-aimé empereur Ferdinand I, qui l'a fait construire, et qui en avait fait sa promenade favorite de tous les matins.

Côté du sud.

1° Rive gauche de la Traun.

Le *Rudolphsbrunnen* (½ heure), fontaine magnifique, construite aux frais de feu l'archiduc Rudolphe, archevêque d'Olmütz. On n'a qu'à poursuivre le chemin de Lauffen, ci-dessus mentionné, pour ne pas la manquer.

Un endroit, digne d'être visité, tant pour son point de vue ravissant, sur toute la vallée d'Ischl, que pour son aspect sauvage et romantique, c'est tout près de là, à droite, sur un rocher qui sort des flancs boisés de la montange, les *ruines* du vieux château féodal de *Wildenstein*, que l'on voit déjà du *Molkensieder*. Il est vrai que le chemin direct pour y monter, est bien mal-aisé et assez raboteux; mais une fois parvenu au but, on se trouve bien payé de ses petites péines, par le plaisir qu'on ressent à fouler ces lieux, qui parlent si vivement à l'imagination. — Les personnes qui n'aiment pas monter feront mieux de suivre plus ou moins long-temps le chemin de Lauffen, en prenant ou la route ordinaire (*Morgenweg*) ou le sentier, à droite, qui serpente sur les flancs de la montagne. Ce dernier chemin a le nom de *Soolenleitung* (conduit de saline), par ce qu'il renferme les tuyaux conducteurs de la saline de Hallstadt. Il n'y a pas une promenade autour d'Ischl qui l'emporte sur celle-ci, tant pour les belles vues et la succession agréable du soleil et de l'ombre, que pour la beauté du chemin dans une vallée charmante, à travers de belles prairies, sous de magnifiques dômes de verdure.

2º Rive droite de la Traun.

Le *Syriuskogl* [1]) appelé aussi *Wirerskogl*, à 10 minutes d'Ischl, est une de nos montagnes les moins élevées (420 pieds); on la gravit ordinairement jusqu'à son sommet (*Henriëttens Höhe*) pour s'orienter dans le pays; — ascension qui ne dure pas plus de trois quarts d'heure. On y jouit d'une vue magnifique, juste en face de la Schmalnau. En la montant on passe devant le pavillon de *Wirershain*, qui se trouve à peu près à moitié chemin et qui donne sur les vallées de Rettenbach, de Reiterndorf et de Sulzbach.

La vallée de *Sulzbach* (à une demi-heure). On prend

---

[1]) *Kogl* veut dire sommet d'une montagne, dans la langue de montagnards.

la route de Gratz, que l'on quitte au bout de l'endroit, près
du cimetière, pour l'échanger contre un beau sentier qui
court joyeux à travers les pelouses, dans un espace libre
et plein de soleil, dont on traverse une partie très-maré-
cageuse sur une espèce de jetée en bois; — promenade très-
agréable, surtout dans la fraîcheur du soir ou du matin ou au
clair de la lune. Arrivé au village de Sulzbach, on fera bien
de tourner à gauche, pour prendre ensuite, à droite, le sentier qui conduit en quelques minutes au *Freundschaftssitz*,
très-belle vue, et de là, en une demi-heure, à la *Hochstock-
wiese*, belle pelouse en mamelon, d'où l'on jouit d'une vue
charmante. — De retour à Sulzbach, on reprend la route
ordinaire, dans la direction du N., jusqu'à *Reitterndorf*,
d'où l'on peut revenir directement à Ischl, non sans avoir
auparavant visité le *Kaiserin Annaplatz*, un point de vue
dès plus magnifiques, ainsi appelé du nom de notre bien
aimée impératrice régnante, et où l'on arrive par un petit
sentier qui court dans la direction du S. E. De cette place
l'œil domine quatre vallées et plonge dans un lointain
magnifique.

Côté du sud-est.

La *Rettenbachmühle* (moulin de Rettenbach); lieu de
récréation, à trois quarts d'heure d'Ischl. On y va ou à pied
ou en voiture. Les voitures suivent la ravissante vallée de
Rettenbach. Les promeneurs à pied prennent ordinairement
le sentier qui rase la villa du comte Sickingen. À quelques
minutes de là se trouve, sur une petite élévation, au milieu
d'une suite de pelouses joyeusement accidentées, le *Sterzens-
abendsitz*, joli pavillon d'où l'on jouit d'un beau point de
vue. La *Rettenbachmühle* constitue un lieu de promenade

très-recherché des baigneurs, qui d'ordinaire y viennent prendre du café. On y dîne aussi parfaitement bien, lorsqu'on a soin de commander le repas d'avance. — À quelques minutes de là se trouve la *Rettenbachwildniss* (désert de Rettenbach), gorge étroite et profonde d'un aspect sauvage, au fond de la quelle mugit, dans un lit de rocs calcaires, qu'il ronge de plus en plus, le torrent limpide de Rettenbach. À partir de la *Rettenbachmühle*, on suit un chemin pierreux, taillé dans les flancs de la montagne et garni d'une rampe en bois qui sert comme de cinture à une belle suite de hêtres touffus, à travers les quels le soleil glisse à peine quelques rayons d'or sur les fleurs sauvages qu'on y voit briller çà et là sur un sol stérile. On descend dans la gorge par un escalier en bois de quatre-vingt dix marches; on s'arrête quelques temps sur le pont de bois jeté sur l'abîme, à considérer ce beau torrent limpide comme du cristal qui creuse dans son lit de pierre une multitude de grottes profondes où l'imagination se plaît à rêver le séjour enchanté des nymphes et toutes les merveilles de l'humide empire, *humida regna*, comme dit Virgile. Après un quart d'heure de contemplation, au lieu de reprendre le même chemin, ce qui ôterait beaucoup de son charme à la promenade, on monte quelques pas du côté opposé et l'on suit, à droite, à travers la forêt épaisse, pleine de parfums, un sentier parfaitement uni et égal, le quel débouche bientôt dans une belle et riante prairie, dont les chaudes couleurs réjouissent partout la vue et qui s'élève le long du torrent, au dessus du moulin, comme une magnifique terrasse au pied de la montagne. On la traverse et regagne ainsi le sentier ordinaire, d'où l'on peut revenir directement à Ischl.

Côté de l'est.

Rive droite de la Traun.

Le *Poschbüchel*, point de vue des plus ravissants et des plus pittoresques, sur la colline du même nom, la quelle commence tout de suite après le pont couvert (*gedeckte Brücke*). Beaucoup le préfèrent à ceux du Calvarienberg, de la Schmalnau et du Syriuskogl. — De là on peut prendre le sentier qui tourne à gauche, pour arriver, à travers les pelouses, à la Rettenbachmühle (v. ci-dessus).

Côté de l'est-nord.

Rive gauche de la Traun.

Le *Carolinen-Panorama*, joli pavillon, situé tout près du pont, au point de jonction de l'Ischl et de la Traun, sur un petit tértre de gazon, et du quel on peut contempler Ischl à travers différents verres de couleur, ce qui lui donne un aspect des plus féeriques.

Plusieurs pavillons existent le long de la Traun, portant les noms des visiteurs qui les ont érigés.

La *cîme de Bohême* (*Böhmenshöhe*), qui attire d'en haut les regards et dont nous avons déjà parlé plus haut, est aussi accessible de ce côté là. On n'a qu'à prendre le sentier montueux, qui commence près du pavillon appelé *Hygyeas-Gruss* ($\frac{1}{4}$ h.), le quel conduit directement au sommet en question (v. p. 204).

La *Promenade autour de la montagne de Jainzen*, dans la vallée appelée *Jainzen Ramsau* (d'une heure $\frac{1}{2}$ tout au plus), est certes une des plus agréables. On prend le sentier qui conduit, par *Trenkelbach*, à la cascade de Hohenzollern (v. plus haut), on traverse la forêt et la pelouse, en tournant toujours autour de la montagne, et on revient à Ischl par la chaussée.

II. Excursions plus éloignées.

(Une demi-journée à une journée pour l'aller et le retour.)

Côté du sud-est.

1° Excursion au *Salzberg* d'Ischl (mines de sel).
(Une demi-journée.)

Les personnes qui desirent visiter les mines, feront bien, d'en donner avis à l'administration des salines (*k. k. Verweseramt*, Wirerstrasse), la quelle se charge d'en prévenir les employés aux mines, afin que ceux-ci se tiennent prêts à les recevoir. Si l'on désire voir la grande galerie du Salzberg dans tout son éclat, c'est à dire, superbement illuminée en verres de couleurs, on n'a qu'à le demander. Cela ne coute pas plus de cinq florins, bon argent. On peut goûter le plaisir gratis, si l'on sait profiter de certains jours particuliers, où ladite galerie se trouve éclairée aux frais de l'administration elle-même, pour le plus grand agrément du public; chose qui se renouvèle plusieurs fois dans la saison. Les étrangers en reçoivent avis par des annonces imprimées.

Pour se rendre au *Salzberg*, on suit la chaussée styrienne jusqu'à Reiterndorf. On prend de là le chemin qui court dans la direction du S. E., en compagnie du joyeux ruisseau de Sulzbach, à travers un paysage des plus charmants. On entre dans une belle forêt de sapins; on passe la *Schweizerwildniss* (désert suisse), les villages pittoresques d'*Obereck* et de *Perneck*, perdus parmi les fleurs et la verdure, et on arrive ainsi à la *Sulzstube* [1]). Les per-

---

[1]) on nomme ainsi chacun des petites maisonettes en bois, par les quelles on

sonnes qui sont en voiture feront bien de descendre ici, et de poursuivre le chemin à pied, pour pouvoir jouir de tout le charme d'une des promenades les plus pittoresques. Le chemin court en grimpant devant les belles cascades dites *Rosawasserfälle* et effleure ici passant la maison du maitre mineur (*Berghaus*). C'est là qu'on reçoit tout ce qu'il faut pour visiter les souterrains du Salzberg, comme vêtements, guides etc. On s'y arrête un moment à parcourir les différentes parties du Berghaus ainsi que les logements, les cuisines etc., des mineurs. De là, on monte encore près de dix minutes pour arriver à l'entrée qu'on nomme *Maria Ludowica Stollen*. Elle est ornée d'une pyramide, avec diverses inscriptions en mémoire de la descente dans les mines de l'empereur François Ier et de l'impératrice Maria Ludowica, ainsi que d'autres personnages illustres.

Le *Salzberg* s'élève à 3057 pieds au dessus de la mer Méditerranée; il confine, à l'E., à la montagne *Rosenkogl*, au S., à la *Schwarzwand* et au petit *Rosenkogl*, à l'O., au *Mitterberg*, et au N., aux différentes collines, qui abritent le

---

fait passer les tuyaux conducteurs de la saline, pour pouvoir observer si elle coule bien ou mal, et si les tuyaux n'ont pas besoin de quelque réparation. Ces maisonettes ou huttes sont situées à la distance d'une demi-heure, l'une de l'autre. Les dits tuyaux sont quelquefois bouchés en partie. Ce n'est que lorsqu'on a pour objet d'amener dans les sauneries une moins grande quantité de saline. Il est naturel qu'on s'en aperçoit aussi dans les autres maisonettes, jusqu'aux mines mêmes, d'où l'on fait écouler, en ce cas, une moindre quantité de saline. Le mécanisme construit à cet effet est très-simple. Les petits tuyaux, chaque d'un diamètre différent, sont rangés de telle manière, qu'ils ne se trouvent pas sur le même niveau, et correspondent avec le tuyau principal; en sorte que quand la saline de ce dernier a trouvé quelque issue, par une lésion quelconque, on doit s'en apercevoir tout de suite à l'écoulement moins complet de la saline par les petits tuyaux.

village de *Pernek*. — Les mines de sel suivent la direction
de l'E. à l'O., qui est également celle des autres mines de
Hallstadt, Aussée, Hallein, Wilizka, Bochnia. Leur étendue
est de 2360 pieds de longueur sur 372 de largeur (du N.
au S.) et 976 de profondeur (mesure de Hallstadt [1]). Les
galeries, au nombre de treize, sont situées horizontalement
et les unes au dessus des autres. — On fera bien, quand
on se sent échauffé de prendre un peu de repos, avant de
descendre dans les galeries, où il règne toujours un air
froid et humide, afin de ne pas s'exposer à un refroidissement. Au moment d'entrer on met les vêtements destinés
pour ce voyage par dessous-terre qui rappelle celui d'Énée
aux enfers. On s'assied sur des espèces de char-à-bancs,
garnis de roues creuses et destinées à rouler sur des bandes
de fer. Les mineurs qu'on a choisis pour guides, munis
chacun d'une lampe de mine, se placent les uns à l'avant,
les autres à l'arrière de l'équipage, qu'ils tirent et poussent,
d'un commun accord, dans une voie étroite, aux parois
tellement inégales et raboteuses, qu'il faut avoir grand soin
de se tenir bien droit et de s'effacer autant que possible,
sous peine de s'exposer à quelque danger. Il ne faut pourtant pas pousser la précaution jusqu'à se priver, par crainte
de retourner la tête, de l'effet superbe que fait dans le lointain, dans ce monde d'épaisses ténèbres, comme une lune
d'argent à l'horizon, l'ouverture éclairée, dont on s'éloigne
plus ou moins rapidement; d'autant plus que le chemin
qu'on suit en revenant n'offre pas la même perspective.
Ainsi conduit, on arrive à l'extrémité d'un escalier profond,
garni d'une rampe, et bordé, du côté opposé à la rampe,

---

[1] Le pied de Hallstadt équivaut à 0,934 du pied de Vienne.

d'un énorme tronc de sapin creusé circulairement et rendu extrémement lisse, sur le quel on aime à se laisser glisser de haut en bas avec la rapidité d'une flêche lancée dans un précipice. Un nouvel escalier se présente, qu'on franchit de la même manière, et l'on se trouve dans une large galerie appelée *Erzherzog Carl Kummer* (120 pieds de longueur sur 150 de largeur et 10 de hauteur), la quelle peut contenir près de 60,000 seaux d'eau. C'est la galerie que l'on illumine, au désir du public, au moyen de verres de couleur, disposés de manière à former un dessin d'un effet plus ou moins agréable à l'extrémité du petit lac qu'y forme la saline et dans le quel se réfléchit l'illumination. — Naturellement la galerie s'élargit de plus en plus, à mesure qu'elle est plus lessivée par les eaux qui en dissolvent les sels, ce qui nécessite des revêtements et des cuvelages. Qu'on prend toutes les précautions imaginables pour éviter tout danger d'éboulement, cela va sans dire. Le Salzberg fournit par au près de 600,000 seaux de saline, la quelle, évaporée, donne près de 25,000 quintaux de sel.

Les personnes habituées à gravir les montagnes, peuvent encore faire d'autres excursions autour du Salzberg, et se rendre, en suivant la direction du S. E., par la *Reinfalzalpe* (2 h.) à la *Hüttenalpe* (4 h.), — ou au *Predigerstuhl* (la chaire; 3½ h.), en suivant la direction de l'O., à partir du pied de Salzberg. Ces deux points offrent, l'un et l'autre, des vues magnifiques. On peut aussi, pour arriver au Predigerstuhl, prendre le sentier, qui y conduit de Reiterndorf.

2° Excursion au sommet de la montagne *Hoisenrad-alpe*, plus connu sous le nom de *Kolowratsthurm*.

(Une demi-journée.)

Arrivé à *Perneck*, sur le chemin même de Salzberg (voir ci-dessus), on prend le sentier qui traverse ce village, dans la direction de l'E., puis le sentier montueux qui passe à travers la forêt et les prairies. On tourne à droite et on monte le nouveau sentier qui conduit, à travers le bois épais, jusqu'à la maison suisse (*Schweizerhaus*), très-avantageusement située, et construite au frais de S. E. le ministre Kolowrath. Là on demande les clefs de la tour (*Kolowratsthurm*), qui se trouve sous le point le plus élevé de cette montagne (2400 pieds), et d'où l'on jouit d'un très-beau panorama. On y domine toute la chaine des montagnes du Salzkammergut. L'œil plonge dans une multitude de vallées, où se succèdent sans fin toutes les merveilles, du jour et de l'ombre, et dont l'effet est surtout augmenté par le reflets magiques des lacs nombreux qu'elles renferment. Il contemple avidement la tête chenue du *Dachstein* qui lui apparaît à quelque distance dans toute sa grandeur et sa magnificence.

Côté du sud.

Excursion à *Hallstadt*.

(Une demi-journée à une journée, selon que l'on s'arrête plus ou moins dans les différents environs de Hallstadt.)

Laufen. — Le Wilde-Laufen. — Hüttenloch. — Goisern. — Steg. — Gosauzwang. — Le lac de Hallstadt. — Hallstadt. — Le Rudolphsthurm. — Les tombeaux de Hallstadt. — La collection de pétrifications. — Le Salzberg. — Le Waldbachstrub. — Obertraun.

Cette excursion est une des plus attrayantes qu'on puisse faire dans le Salzkammergut. Elle présente à l'admiration du visiteur tout ce que le pays offre de plus pittoresque et de plus magnifique en fait de lacs, de vallées, de rochers, de cascades.

Quand on se propose de visiter tous les points désignés ci-dessus, il ne faut pas moins d'une journée entière pour cette excursion; mais une demi-journée suffira, si l'on n'a dessin que de voir Hallstadt et son lac. — On prend ou la chaussée styrienne (*Gratzer Strasse*), sur la rive droite de la Traun, ou, sur la rive gauche, celle du *Ferdinands-Morgenweg* (v. p. 207). On préfère cette dernière, quand le temps est chaud, parce qu'elle conduit à travers des forêts pleines d'ombre. Elles aboutissent toutes deux à *Laufen*, bourgade de 72 maisons avec une église. Les habitants, au nombre de 406, dont 394 sont catholiques et 12 luthériens, sont, pour la plupart, employés aux travaux des salines. Tout près de cet endroit se trouve le *Wilde Laufen*, chute d'eau, qui a 18 pieds de pente, et qu'on nomme aussi la petite chute de la Traun, pour la distinguer de la grande chute qui se trouve près de *Laakirchen* (v. p. 7). Pour jouir de son plus bel effet, il faut se placer sur la galerie de la brasserie (*Bräuhaus*), ou passer le petit pont qui traverse la Traun en cet endroit. — Le calvaire de Laufen offre une belle vue sur toute la contrée. — Vis-à-vis de la brasserie se trouve un petit espace planté d'arbres, où l'on peut se faire servir du café où même à dîner. — Si l'on poursuit sa route, on passe, au bout de quelques minutes, près du *Höllenloch* (trou d'enfer) dont l'entrée, cachée par des buissons et des arbrisseaux, est située du côté de l'est et sur la rive droite de la rivière. Cette caverne se développe dans la masse calcaire de la colline, et présente une longueur de 720 pieds; sa profondeur, à ce qu'on dit, est de 188 pieds.

On y trouve un petit lac et plusieurs bassins d'eau. La superstition a fait circuler, sur cette caverne, bien des bruits, qui n'ont aucun fondement. Les ossements humains qu'on en a retirés à différentes reprises ne prouvent qu'une chose, c'est que plusieurs montagnards, s'imaginant qu'elle renfermait des trésors cachés, s'y seront aventurés et égarés, et y seront morts de faim. — Reprenant de là la route de poste, on atteint bientôt le riant village de *Goisern*, siège de la juridiction du Neu-Wildenstein (v. p. 4), la quelle s'étend sur tout le domaine des salines. Il renferme également un commissariat de district, qui embrasse Goisern, Gosau, Hallstadt et Obertraun. Les habitants au nombre de 750, et la plupart lutheriens, se montrent très-industrieux. Les maisons, au nombre de 128, témoignent à leur extérieur comme à leur intérieur d'une propreté, dont on est surtout surpris quand on les compare avec celles du village de Laufen. Goisern possède un temple évangélique et une église, avec un pasteur et un curé. — Près de l'endroit appelé *Au* on quitte la grande route pour prendre le chemin qu'on voit à droite, et qu'on suit jusqu'à *Steg*, lieu de récréation, qui est souvent le but d'une excursion. C'est ici que l'on s'embarque pour Hallstadt, lorsqu'on veut traverser le lac dans toute sa longueur. Cette traversée demande près de deux heures. Mais d'ordinaire on poursuit en voiture, pour gagner du temps, jusqu'à la *Gosaumühle* (moulin de Gosau), à 20 minutes de distance de Steg. Tout près de là, un peu avant d'y arriver, on remarque le *Gosauzwang,* — un pont d'une hardiesse étonnante, imposant comme un aqueduc romain, le quel s'élance d'une montagne à l'autre, au dessus d'une vallée de 420 pieds de largeur, soutenu par sept piles de pierres de taille, dont la plus haute n'a pas moins de 108 pieds. Ce pont, qui sert en effet d'aqueduc pour conduire à Ischl la saline de Hallstadt, est l'œuvre d'un simple mineur, nommé *Spielbüchler*, qui le construisit en 1757. Il comprend quatre tuyaux, qui font suite aux tuyaux partant de Hallstadt et qui transmettent le liquide à ceux qui se prolongent de là jusqu'à Ischl. La balustrade dont il est garni de chaque côté permet aux personnes, qui ne sont pas trop disposées au vertige, de le franchir sans danger. — Arrivé à la *Gosaumühle*, on y trouve toujours des bateaux et des bâteliers pour s'embarquer sur le lac. Chaque bateau chargé de six passagers réclame ordinairement le concours de quatre rameurs, qui se contentent d'un prix très-modéré, et qui attendent volontiers à Hallstadt (voir la table des tarifs).

Le *lac de Hallstadt*, le plus intéressant et le plus pittoresque de tous les lacs du pays, est si profondément encaissé entre un double rang de montagnes et de roches à pic, dont quelques unes s'élèvent même au dessus de six mille pieds, qu'on dirait le lac de l'Averne.

Son aspect morne et sombre porte à l'âme une impression de mélancolie, que rien ne saurait exprimer. Parmi les montagnes qui entourent le lac et lui forment comme une enceinte de murailles inaccessibles, il faut surtout citer, à l'O., le *Gosauhals*, au S., le *Hirlatskogl* et le *Krippenstein*, à l'E., le *Sarstein*. Sur les flancs des montagnes, qu'on a à droite, on voit ramper un sentier, qui est appelé *Soolenleitung*, c'est à dire conduite de la saline, parce qu'il renferme les tuyaux conducteurs de ce liquide. Les personnes qui ne sont pas trop disposées aux vertiges et qui n'aiment pas à traverser le lac, par horreur de l'eau, pourront trouver beaucoup de plaisir à suivre ce sentier, d'où l'on a une belle vue. Le sentier commence près de Gosauzwang. Le lac n'a pas moins de 1300 brasses de longueur sur 1120 de largeur et 107 de profondeur. La barque sillonne lentement les eaux noires et immobiles du lac, où règne le plus profond silence, interrompu seulement par les bruits des rames, luttant péniblement contre l'onde inerte de ce nouveau cocyte.

On double le cap de Gosaubals, et soudain le *bourg de Hallstadt* vous apparaît au loin, adossé à un rocher, où il se présente en amphithéâtre, à l'entrée d'une gorge si étroite et si profonde, que le soleil y pénétre à peine. C'est beau, c'est merveilleux, c'est sublime à voir; mais c'est aussi affreux à habiter que les galeries froides et ténébreuses du Salzberg. Les maisons ou plutôt les huttes qui servent d'abri aux habitants sont tellement entassées les unes sur les autres qu'on les dirait imbriquées comme les écailles d'un poisson. Les portes des maisons supérieures s'ouvrent sur les toits des autres maisons situées au dessous, à la manière des ouvertures cintrées d'un aqueduc romain. Cette disposition donne à l'endroit un aspect si étrange, qu'on en est tout d'abord frappé. Si l'on ne savait pas que c'est seulement pour tirer profit des mines de sel qui se trouvent tout près de Hallstadt qu'on a établi là une colonie, on ne pourrait pas concevoir comment des hommes ont pu s'ensevelir vivants au fond de ce sombre Érèbe. Aussi rien ne fait plus mal à voir et ne remue plus profondément le cœur que cette misérable population étiolée et flétrie, dans la quelle on remarque plus d'un crétin. Ce n'est pas qu'il n'y ait quelques personnes aisées; mais ce n'est pas le plus grand nombre. — Les rues de Hallstadt, tortueuses et raboteuses, sont si étroites, qu'on peut à peine passer y deux de front;

en sorte que les habitants se voient obligés de célébrer leurs fêtes, surtout la fête-Dieu, sur les eaux du lac; ce qui ne laisse pas d'offrir un spectacle très-curieux, bien fait pour tenter les voyageurs. On sait que la fête-Dieu tombe dans la première quinzaine de juin. — Nous avons prévenu la curiosité des passagers. La barque approche. Le bruit de la cascade du *Mühlbach* retentit au loin; elle remplit peu à peu cette morne solitude, dont elle augmente la majesté. Cette belle cascade est la seule chose qui donne un peu de vie et de mouvement au bourg de Hallstadt, plongé dans un silence de mort. Elle est formée par un torrent qui se précipite du haut d'un rocher dans un large bassin, au milieu de l'endroit, et se jète, de là, dans le lac. Sur la gauche, près de l'embouchure du torrent, vis-à-vis de Hallstadt, se voit le petit village de *Lahn* avec ses belles sauneries et le vaste établissement où réside l'administration des salines. L'église de Hallstadt, élevée sur un rocher, d'où elle domine tout le bourg, et bordée d'une terrasse qui sert de cimetière, attire de plus en plus l'œil des passagers par sa situation pittoresque et les lignes de son antique architecture. Enfin la barque touche à la rive. Elle s'arrête devant l'un ou l'autre des deux établissements dits de *Däubler* et de *Stadler*. Le premier, très-renommé pour son excellent poisson et surtout pour ses truites, est généralement préféré. On y est très-bien servi, ou dans d'assez belles chambres ou dans un joli jardin, élevé en terrasse au bord du lac.

Hallstadt comprend 168 maisons et 1050 habitants, la plupart catholiques, les autres luthériens, vivant tous dans un admirable esprit de tolérance. Outre l'église, si merveilleusement située, dont nous avons déjà dit un mot, Hallstadt possède donc un temple protestant, et de plus une maison des orphelins, fondée par M. Sollinger, et une école. L'église surtout mérite l'attention des visiteurs. Son maître-autel est considéré comme un chef-d'œuvre de peinture et de sculpture en bois. Le style semble indiquer que cet ouvrage se rapporte à la dernière moitié du 15° siècle. Le nom de l'artiste, Léonard Astel, s'y lit gravé parmi plusieures sentences de la Bible.

Les hautes montagnes qui environnent Hallstadt et qui s'élèvent pour la plupart à 6000 pieds ne permettent pas aux habitants de voir le soleil depuis le 17 novembre jusqu'au 2 février. À Lahn, situé au pied de la haute montagne de Hirlats, on ne le voit pas depuis le mois d'octobre jusqu'au mois de mai. — Toutes les ressources des habitants se bornent à peu près aux travaux des mines de sel. Comment voulez-vous après cela, qu'il n'y ait pas de crétins parmi eux, quand, déjà soumis à toutes les atteintes de la misère et exposés aux suites funestes des lourds travaux des mines, ils se trouvent encore privés pendant si long-temps de l'influence salutaire du soleil de midi! (v. p. 60). D'où vient que le village d'*Obertraun*, situé à l'opposite de Hallstadt, ne renferme pas un seul crétin? si ce n'est que le soleil de midi l'anime et le vivifie pendant toute l'année. Les habitants d'Obertraun ont aussi plus de ressources pour leur subsistance et se nourrissent beaucoup mieux que ceux de Hallstadt. Ici il ne peut être question d'aucune espèce d'agriculture, car il ne s'y trouve pas une pouce de terrain cultivable. L'entretien des bestiaux, dans tout le district, est restreint à 3 chevaux, 2 taureaux et 282 vaches. Mais on y pourrait créer une branche d'industrie assez lucrative, si l'on savait tirer un meilleur parti du beau marbre qui se trouve près du Salzberg. Pourtant il faut avouer qu'on le manie déjà beaucoup mieux qu'autrefois. On en fabrique même différents objets, propres à tenter le goût des visiteurs.

Lorsqu'on est à Hallstadt, on ne manque guère de se rendre à la *Tour de Rodolphe (Rudolphsthurm)* et aux *Tombeaux* (promenade ascensionelle d'environ trois quarts d'heure). Il y a encore le *Salzberg* ou mine de sel (2 heures). Mais les personnes qui ont déjà visité le Salzberg d'Ischl et qui ne s'intéressent pas essentiellement à la minéralogie ne visitent d'ordinaire que la Tour de Rudolphe et les Tombeaux. Pour y arriver il faut monter près de 1600 marches en bois, en sorte que les personnes peu habituées à gravir les montagnes feront bien de se servir de porteurs. (Voir, pour le prix, la table des tarifs.) — La Tour de Rudolphe, située à 1300 pieds au dessus de Hallstadt, présente une très-belle vue. C'était autrefois, vers 1284, une forteresse, que le duc Albert, plus tard empereur, avait fait construire pour resister aux invasions des archevêques de Salzbourg (v. p. 39). Elle sert aujourd'hui de demeure au *Bergmeister* (maître mineur de Hallstadt). C'est à lui qu'il faut s'adresser pour voir les tombeaux, ainsi que la belle collection, tant des ustensiles qu'on a trouvés dans les tombeaux que des diverses pétrifications que la montagne fournit en si grand nombre.

À l'égard des Tombeaux, ils n'ont été découverts qu'en 1846 par un effet du hasard. Comme on allait creusant les flancs de la montagne et y cherchant du sable, pour améliorer le chemin du Salzberg, voilà que tout à coup la pioche heurte un crâne humain. Un crâne humain dans cet endroit, si désert et si élevé, a lieu d'étonner. On continue les fouilles et bientôt on découvre une série de tombeaux, contenant, entre des squelettes complets, différents ornements et ustensiles précieux, faits en métal corynthique, tels que brasselets, fibules etc. — On a déjà découvert jusqu'à quarante tombeaux et le gouvernement fait continuer les recherches. Les squelettes, d'une longueur de 5 à 6½ pieds, se trouvent tous placés à la profondeur de 2 pieds au dessous du sol et dans la direction de l'est à l'ouest, à l'exception d'un seul qui a le crâne tourné au sud et les extrémités inférieures au nord. Ce qu'il offre encore de plus particulier, c'est que, tandis que les autres sont tous placés sur le dos, celui-ci repose sur le côté gauche. Selon toute apparence le lieu où se trouvent les squelettes était jadis un cimetière. La question est maintenant de savoir à quelle époque remontent ces tombeaux. La question est encore pendante; d'autant plus qu'on n'y voit point, comme sur les tombeaux des Romains, des inscriptions propres à diriger les recherches. La seule chose de ce genre qu'on ait découvert jusqu'à présent, c'est un vase autour du quel se trouvent gravés plusieurs soleils et plusieurs dauphins. Il est, du reste, très-vraissemblable que ces tombeaux datent du temps où les Celtes habitaient ces contrées (v. p. 38). — Nous laissons à de plus habiles la solution de ce problème que doit faciliter la conformation du crâne, ainsi que les objets trouvés dans les tombeaux. Ces objets sont conservés avec soin par le *Bergmeister* et disposés chez lui dans un ordre parfait. — La collection des pétrifications est une des plus riches en pectinites et ammonites de toutes sortes.

À 500 pieds plus haut que le Rudolphsthurm se trouve l'entrée du *Salzberg*. Les mines se dirigent de l'E. à l'O. (v. p. 214). La masse de minerai embrasse une étendue de 2700 pieds de largeur sur 6332 de longueur et 1000 de profondeur. La montagne est plus riche en sel gemme que celle d'Ischl, et le sel même offre une plus belle variété de couleurs. On l'extrait par masses ou en lessivant les terres au moyen de l'eau qu'on introduit dans les chambres. Il y en a qui contiennent près de 200,000 seaux d'eau. La montagne fournit annuellement environ 2,000,000 seaux de saline (*soole*), dont une partie est conduite dans les chaudières de Lahn, et l'autre dans les sauneries d'Ischl et d'Ébensée. À Lahn on en retire, par évaporation, environ 130,000 quintaux de sel par an. On doit brûler, pour cet effet, près de 6700 brasses de bois.

Excursion au *Waldbachstrub* (cascade du torrent de Waldbach; ³/₄ d'heure). — On peut s'y rendre directement de Hallstadt, ou bien traverser le lac jusqu'à Lahn, et de là prendre le sentier qui conduit, le long du torrent, à travers la vallée et la forêt. Il est bon de se munir d'un manteau, pour n'être pas exposé à se refroidir près de la cascade. On passe, avant d'y arriver, devant une autre belle cascade appelée *Schleierfall*, d'un effet très-agréable. Celle du *Waldbachstrub*, qui s'annonce déjà de loin par son bruit sourd et majestueux, est une des plus magnifiques et des plus pittoresques qu'on puisse voir. Elle se précipite de 300 pieds de haut. On l'a comparée à celle de Golling et à celle de Tivoli. Pour la voir dans toute son imposante magnificence, il faut monter toutes les marches jusqu'à la dernière.

Excursion au village d'*Obertraun*. On n'a qu'à traverser le lac de l'O. à l'E. Ce village comprend 70 maisons et 400 habitants, la plupart protestants. On peut se rendre de là, en trois heures à *Aussée*, en prenant la route appelée *Koppenstrasse*.

Côté du sud-ouest-sud.

Excursion aux lacs de *Gosau* (*Gosauséen*).

(Une journée.)

Pour cette excursion on fera bien de se prémunir contre la disette de vivres à la quelle on serait exposé, en ayant soin d'emporter avec soi gigots et volailles avec accompagnement de vin, de sucre, de café etc., qu'on pourra se faire servir à l'auberge du *Brandwirth* dans la vallée de Gosau, ou, à Gosau même, chez le forgeron (*Schmid*), doublement habile au fourneau, pourvu qu'on lui fournisse la matière. Cependant l'auberge de *Brandwirth* est préférée.

Arrivé au *Gosauzwang* (v. p. 218) on prend la route qui court le long du torrent de Gosaubach, entre une double muraille de rochers ardus, couronnés de sombres sapins. Le défilé étroit s'évase et s'élargit de plus en plus, jusqu'à ce qu'il forme, dans un endroit appelé *Gosauthal*, une belle vallée, ornée de gais pâturages sur une étendue de deux heures en longueur, d'une heure en largeur, et toute parsemée de petites maisonettes, isolées les unes des autres. Ces maisonettes, d'un aspect si agréable, au milieu de leurs ombrages peints des plus vives couleurs, constituent le village de *Gosau*, situé à 2368 pieds au dessus de la mer et peuplé de 1300 habitants, dont 1231 professent le luthéranisme. Ils s'attachent à la culture des prairies et à l'entretien des bestiaux et des chevaux, ou travaillent dans les mines. Un très-grand nombre d'entre eux sont occupés à extraire ou à façonner les pierres à aiguiser que fournit en si grande quantité le plateau de la montagne dite de Plankenstein et située près du lac de Gosau. La situation de la vallée est trop élevée pour que les céréales puissent y être cultivées avec succès.

Après avoir traversé la vallée et le village, dans toute sa longueur, on arrive à une forge (*Schmid*), où l'on trouve des guides et des chaises à porteurs, pour continuer son chemin jusqu'au lac antérieur de Gosau appelé *vordere Gosausée* (³/₄ h.). Nous renonçons à décrire l'impression qu'on éprouve à l'aspect de ce lac et des hautes montagnes qui l'entourent, toutes dominées par le *Dachstein*, dont la cime étincelante éblouit les yeux. C'est un spectacle qu'il faut voir. On se trouve là à 2787 pieds au dessus de la mer. — Ceux qui n'ont pas arrêté dans leur esprit de gravir le glacier du *Dachstein* se disposent ordinairement de pousser leur course pénible jusqu'au lac postérieur appelé *hintere Gosausée* (1 ½ h.), dont l'impression serait complétement effacée par celle du premier. Il est entouré de montagnes calcaires, qui lui ont fait donner aussi par les habitants le nom de *Kreidesée* (lac crayeux).

Le mont *Zwiefelberg*, qui se trouve à l'ouest et qui ne s'élève guère qu'à environ 1200 pieds, est beaucoup visité à cause de la belle vue dont on jouit sur son sommet. On peut le monter en revenant du lac.

Côté du sud-ouest.

Excursion à la *Korinsky-Klause*.

(Une demi-journée.)

On entend par le mot *Klause* une écluse, espèce de clôture, de barrière faite de pierre, de bois, sur une rivière, sur un lac, etc., ayant pour objet de soutenir le niveau des eaux à une certaine hauteur, de manière à pouvoir les laisser couler à volonté, au moyen de portes pratiquées à cet effet. L'espace où les eaux sont retenues se nomme chambre de l'écluse. Figurez-vous une de ces vastes chambres remplies et encombrées de grosses pièces de bois de chauffage ou de charpente, amenées là par le courrant; figurez-les vous au moment où l'on ouvre les portes et où les eaux chargées de leur énorme attirail se précipitent de rocher en rocher, avec le formidable fracas d'une cataracte; n'est-ce pas là un très-beau spectacle! — L'écluse en question, destinée principalement à retenir le bois de flottage, et, en son genre, l'une des constructions les plus colossales du Salzkammergut, élevée en 1809, a reçu le nom de Korinsky-Klause en l'honneur du président des États de la Haute-Autriche, Korinsky, qui l'a visitée en 1819.

Pour s'y rendre, on prend la route de Laufen (v. p. 216). Après avoir traversé ce village, on tourne dans la direction de l'ouest, on passe le pont jeté sur la Traun et on suit le chemin montant qui longe le torrent d'Oberweissenbach. Au bout de la montée, nous glissons mollement à travers la prairie et la forêt, jointes par un pont hardi, et nous voilà arrivés.

Cette écluse ne s'ouvre qu'à certaines époques déterminées, dont on a soin de prévenir le public, à Ischl. Alors tout le beau monde s'y porte en foule, et y circule en tous sens, généralement dans l'après-midi, soit en voiture, soit à cheval ou à âne. Rien de gai, d'animé, de vivifiant, comme le coup d'œil que présente cette multitude bariolée. — Pour bien dominer ce Niagara de la contrée, on se place sur la rive gauche du torrent.

Ajoutons qu'il y a dans le Salzkammergut d'autres écluses, qui, lorsqu'on les ouvre, présentent un spectacle encore plus superbe, entre autres la *Jaglingsklause*, située dans une direction tout opposée, à l'E. et à 3 heures de distance d'Ischl. On s'y rend par la vallée de Rettenbach (v. p. 209), d'où l'on s'enfonce dans la forêt pour gravir la *Rettenbachalpe*. Il est seulement à regretter que les visiteurs n'en puissent profiter qu'au mois de mai, le seul mois de l'année où on l'ouvre.

Côté de l'ouest.

Excursion au lac de *Saint-Wolfgang* (*Wolfgangsée*).

(Une demi-journée à une journée, selon que l'on s'arrête çà et là plus ou moins long-temps.)

Chemin direct. — Chemin indirect par le Schwarzensée et le Würerstrub. — Saint-Wolfgang. — L'église. — Le jardin de M. Grohmann. — Le lac de Saint-Wolfgang. — Le Falkenstein — Chemin du Mondsée. — Retour à Ischl par l'endroit connu sous le nom de Strobl.

Rien de plus frais, de plus paisible, de plus charmant que toute cette vallée de Wolfgang, pleine de beautés pittoresques, que le soleil fait resplendir. Ah! qui ne gardera long-temps la mémoire de cette nature si poétique! qui ne sera long-temps, bien long-temps charmé par le seul ressouvenir de ces impressions si pures, si vives, si suaves, qui s'emparent de vous à la vue de ce paysage le plus riche, le plus varié, le plus enchanteur qu'on puisse imaginer, où les feux du jour et les ombres des montagnes rivalisent d'efforts pour produire les effets les plus magnifiques, tant sur les eaux paisibles du lac que sur les riantes pelouses et les pentes plus ou moins boisées, plus ou moins abruptes, qui s'échelonnent sur les bords en amphithéâtre.

Pour se rendre directement au Wolfgangsée, on prend la route de Salzbourg, laquelle côtoie pendant quelque temps la jolie rivière d'Ischl, aux eaux transparentes comme l'air, et s'échappe après, alerte et gaie, à travers une campagne onduleuse, semée d'agrestes maisons, où la plus belle verdure repose agréablement les yeux. On la suit jusqu'à l'endroit appelé *Zillermühle*, où elle se partage en deux branches, dont celle de droite aboutit à Saint-Wolfgang.

Mais quand on a le temps, il faut se détourner à droite pour aller voir le *Schwarzensée* (lac noir) et le *Wirerstrub* (cataracte de Wirer); promenade dont on reviendra émerveillé, pour peu que l'on fasse cas des beautés pittoresques d'une nature sauvage et âpre. On quitte, en ce cas, la route de St. Wolfgang près du village appelé Baumgartner, et l'on prend à droite, dans un chemin encore uni et largement ouvert et aux rayons du soleil, mais qui bientôt semble dire aux chevaux: jusque là et pas plus loin. C'est près de la maison appelée *Brantweinhaus* que le chemin regimbe ainsi contre les équipages, et ne prête son flanc qu'aux modestes piétons. Force est donc de descendre de voiture, et de poursuivre à pied ou en chaise à porteurs, pendant que l'équipage reprend lestement la route de St. Wolfgang, pour s'arrêter vis-à-vis le torrent de Schwarzenbach, près de la *Hofmühle*, qui est le point précis par où deboucheront nos promeneurs, en revenant du Schwarzensée par le chemin que nous allons décrire. Revenons au Brantweinhaus. On marche, à partir de là, dans un joli sentier qu'agace un ruisseau espiègle, appelé *Riesbach*; on monte à droite, on serpente dans les hautes vallées, à travers des bois, des rocs, des cascades. Quand je dis des cascades, j'entends parler seulement du *Wirerwasserfall*, qui se roule de rocher en rocher et d'abime en abime, surmonté par un pont tout à fait pittoresque d'où se précipita, dit-on, une pauvre folle, par le seul effet de l'attraction qu'exerçait sur elle ce beau désordre, si bien en harmonie avec le désordre de son esprit. La contrée est ravissante; elle offre les aspects les plus variés; et rien n'est si doux que d'aller ainsi libre, le cœur léger, l'imagination doucement émue, parmi ces beaux bouquets de sapins, où l'on s'arrête à cueillir la rouge fraise et la noire myrtille. — Enfin, de bois en clairière, on arrive jusqu'à un plateau, au bout du quel se découvre tout à coup le beau *lac*, couleur d'encre. Cette couleur lui vient des sombres forêts de sapins qui couvrent les pentes environnantes, et du milieu des quelles, sur la gauche, saillit une énorme roche grise, semblable à un monstrueux éléphant. On dit ce lac très-poissoneux; et il faut que cela soit, à en juger par les reflets soudains qui s'allument de distance en distance, à la surface de l'eau, comme si votre présence attirait les poissons aux fenêtres. On s'arrête, on regarde, on admire le lac, les forêts, le rocher; on savoure à longs traits le charme de cette solitude; puis l'on gagne, à gauche, une des pelouses les plus amènes et du vert le plus étincelant. On la traverse sur un joli sentier qui longe un moment le lac et se met ensuite de compagnie avec le scintillant ruisseau qui sort du lac et qu'on nomme *Schwarzenbach*; ruisseau maintenant si calme, si doux, le quel va se changer tout à l'heure en torrent furieux. Avant de quitter cette belle prairie, disons un mot d'une pure source qui gazouille au bord du sentier et semble inviter le passant à se désaltérer dans son onde fraîche. Au bout de ce charmant tapis de gazon, le chemin et la rivière ne vont plus que par sauts et par bonds. La vallée se resserre et devient de plus en plus sauvage. Le torrent se précipite et forme la belle cascade appelée *Wirerstrub*. Le sentier reste suspendu aux flancs d'une montagne à pic, à peine recouverte d'un léger duvet d'herbes tendres, que vainement le chamois convoite. Le chemin, en forme de corniche, large de quatre semelles, bordé d'une rampe en bois d'une solidité équivoque, se trouve jeté sur un précipice à pic, dont le fond échappe au regard; et d'où, en quelques endroits, le bruit même du torrent, qui s'y tourmente et s'y brise, n'arrive pas jusqu'à l'oreille. Il semble qu'on soit à cent lieues du monde des hommes, et on ne peut se défendre d'une secrète horreur, en présence de cette nature sauvage et sublime. Bientôt le sentier n'est plus qu'une suite de marches en bois, qu'il faut descendre au nombre de trois cents, pour sortir de ce défilé étroit et profond. À mesure qu'on approche des dernières marches, la gorge s'élargit et s'évase de plus en plus; et bientôt l'on se trouve dans une jolie vallée, avec des moulins. De là le passage n'est pas long du Tartare aux champs-Élysées. Nous voilà devant la *Hofmühle*, mentionnée plus haut, et où l'on court s'abreuver de miel et de crème, sur un large balcon, d'où l'on voit passer tous les équipages, sans tourbillon de poussière et pas trop essoufflés. Une fois restauré et rafraîchi et la rotule du genou un peu réconciliée avec les condyles de l'os fémur, on remonte en voiture et fouette cocher, jusqu'à Saint-Wolfgang.

Saint-Wolfgang, ancien bourg composé d'environ 100 maisons et peuplé de 560 habitants, tous catholiques, lesquels retirent leur principale subsistance de l'entretien des bestiaux et de la culture de leur petit terrain, a été ainsi nommé en mémoire de l'apôtre saint Wolfgang, évêque de Ratisbonne (968—994), le quel quitta son épiscopat, pour se soustraire à l'encens idolâtre du peuple qui voulait l'adorer, et se réfugia dans ces contrées, alors tout à fait sauvages, où il érigea une chapelle, à *Falkenstein*, et où

il mena, pendant cinq ans, la vie d'un véritable anachorète. À dater de cette époque Saint-Wolfgang devint un but
de pélerinage, où l'on se rendait de toutes les parties de la
Bavière, de la Haute-Autriche et de la Bohème (au nombre
de 12,000 personnes au moins par an). Réconnu par un
montagnard, le saint évêque fut mandé à la cour, où il
finit par se rendre, sur les instantes prières qui lui en furent faites. Il retourna de là à Ratisbonne, où la population l'accueillit avec des transports de joie. Il y mourut
peu d'années après, en 994. Environ un siècle plus tard,
une belle église fut élevée à Saint-Wolfgang, en mémoire
du saint évêque, et placée sous sa protection. Détruite par
un incendie en 1429, elle fut entièrement reconstruite, dans
un style plus somptueux et avec plus de magnificence, par
les soins de l'abbé Reichling, dont les successeurs travail-
lirent à l'envi à l'embellir et à l'enrichir chaque jour davantage.

Cette *église* renferme dans son intérieur un des plus
remarquables monuments de l'art du moyen âge. C'est un
maître autel, avec des vantaux et des tourelles en forme
de pyramide, haut de 17 pieds et large de 12 (les vantaux
fermés), orné de peintures et de sculptures en bois ou en
bronze doré, qui attirent l'attention de tous les connais-
seurs. Ces peintures et ces sculptures représentent la sainte
vie de la Vierge, de Jésus Christ, des apôtres et du saint
évêque. On y admire sourtout un feuillage de vigne,
taillé en bois, et représentant un arbre généalogique du
Christ. On croit que l'auteur de ce chef-d'œuvre est un artiste tyrolin, de Praumeck, nommé Michael Pacher, nom
qui se voit gravé sur l'autel, avec la date 1481. Mais il y
a toute apparence qu'il n'a fait que les sculptures en bois

et que les peintures sont l'œuvre de Wohlgemuth, le maître
d'Albrecht Dürrer. La forme des autels à tourelles en pyramide parait avoir été adoptée comme générale dans ces
temps-là; car on la retrouve aussi à Hallstadt et dans d'autres endroits du pays. — Outre ce grand autel, il y en a
encore d'autres (au nombre de dix), tous ornés de beaux
tableaux, parmi les quels celui du milieu de l'église attire
surtout l'attention. Il est construit de telle sorte que deux
prêtres y peuvent dire la messe en même temps. On montre
un calice, dont on dit que le saint ermite se servait
pour le saint sacrifice de la messe, ainsi que la crosse
du dit apôtre. Il y a au fond du chœur une chapelle fermée
d'une grille, qu'on nomme *Wolfgangszelle* (cellule du saint
Wolfgang), et devant la quelle se trouve un bloc de pierre
siliceuse, creusée çà et là de petites cavités qui pour la
foule superstitieuse ne sont autre chose que les traces du
saint anachorète. — Tout près de l'église, dans une cour
qui la précède, se voit une petite fontaine en bronze, dans
le style du moyen âge (1515).

Attenant à l'église se trouve la *maison de M. Grohmann*, possesseur actuel du bourg. C'était autrefois la cure.
Le *jardin* mérite d'être visité par le goût excellent qui a
présidé à sa distribution, le choix esquis de fleurs qu'il
renferme, ainsi que par ses bassins et ses bosquets, et surtout par la vue ravissante, qu'il offre sur le lac et sur les
montagnes si pittoresques qui l'entourent. C'est un tableau
magnifique, que cette vue, surtout par un beau soleil couchant, quand l'astre divin, dans toute sa pompe, éclaire
par grandes masses de pourpre et d'or ces cimes, si diverses de forme et de nuance, qui se baignent dans les vapeurs
embrasées de l'atmosphère, et qu'il projète sur les eaux

transparentes et moirées du lac une longue traînée de flamme
éblouissante. On ne peut s'arracher à ce spectacle, que
chaque moment varie et embellit sous vos yeux, et l'âme
en reçoit une impression ineffaçable. Peut-être cet admirable paysage a-t-il encore plus de charmes, contemplé à
la molle clarté de la lune. — Le jardin de *M. Grohmann*,
sur l'emplacement de l'ancien calvaire, est ouvert au public
trois fois par semaine, le mardi, le jeudi, et le samedi.

Ceux qui sont curieux de manuscrits, en trouveront
de très-anciens au Pfarrhof (presbytère), où l'on garde un
évangile qui date du 10ᵉ siècle. La promenade qu'on ne
manque par de faire sur le lac de Wolfgang offre beaucoup
de charmes [1]. Autant le lac de Hallstadt est sombre, triste,
mélancolique, avec ses hautes murailles de noirs rochers
à pic, dépouillés de toute végétation; ses eaux immobiles
et sans transparences, que le soleil effleure à peine d'un
faible rayon; ses bords escarpés et inaccessibles, solitude
désolée et ténébreuse, dont le silence n'est interrompu
que par l'incessant bruit du torrent de Mühlbach; — autant celui de Wolfgang est radieux, scintillant, plein de
délicieuses émotions. Chacune de ses rives, avec ses diverses zones de prairies, de bois, de forêts, de sommités
dorées et verdoyantes, enchante et semble sourire. L'azur
de ce ciel si pur qui vous recouvre, — la pourpre étincelante du couchant, — le vert resplendissent de ces pelouses, qui s'étendent comme des tapis de mousse, aux bords
du lac, entre les contreforts anguleux des montagnes; —
les reflets magiques de ces eaux profondes, où se répètent
avec une miraculeuse fidélité toutes les merveilles de leurs

____

[1] Pour les prix, voir page 198.

rives enchantées; — ces grandes masses d'ombres mêlées à toutes ces splendeurs éblouissantes; — ces mystères profonds et doux dans les fonds sombres des prairies, dans les sinuosités des montagnes, derrière les troncs fauves des sapins, dans les entrelacements des tiges, retraites pudiques des silencieuses hamadryades; — la paix de l'air, le calme du soir, le charme du repos; — toutes ces choses si douces à voir, à respirer, à sentir, sont pour l'âme autant de sources de volupté qui l'inondent de mille délices. Arrivé en face le rocher de *Falkenstein* ($\frac{3}{4}$ h.), à droite, on s'amuse ordinairement à faire parler l'écho magnifique qui s'y trouve et qui répète jusqu' à 8 ou 9 fois des mots entiers et même des phrases. Pour en savourer tout le plaisir, on a soin d'y arriver muni d'une arme à feu ou d'un cor de chasse. Rien de plus émouvant, de plus saisissant que le son du cor ainsi répété, et formant comme un vaste concert de cet instrument si poétique.

Ceux qui aiment les excursions pédestres, la marche libre, indépendante; l'ombre, le silence, la poésie des forêts; le mystère et ses confuses émotions, feront bien de visiter le *rocher de Falkenstein* (1 h. $\frac{1}{2}$ de Wolfgang). En même temps qu'ils jouiront à loisir des beautés d'une nature douce et agreste, à travers un sentier capricieux, ils auront occasion de voir jusqu' où va la superstition des pèlerins. Ils y trouveront l'érmitage et la caverne dans le rocher qu'habita le saint apôtre, ainsi que plusieures chapelles, parmi les quelles il y en a une, appelée *Kreuskapelle*, qui est toute entourée d'une grande masse de pierres accumulées là par les pèlerins, qui les y apportent des environs, dans l'espérance superstitieuse qu' aussitôt qu'il y en aura une quantité suffisante pour la construction d'une église, l'église s'élèvera tout à coup d'elle-même sans le secours d'aucune force humaine. Quoi-qu'il y en ait déjà pour bâtir deux églises, les pélerins, fermes dans leur croyance, ne laissent pas de les augmenter sans cesse.

Non loin de là se trouve le *Mondsee* (lac de la lune), qu'il faut aussi visiter comme un des points les plus curieux de la contrée. On peut s'y rendre de *Falkenstein*, en poursuivant le beau sentier qui aboutit de là à l'endroit appelé *Winkl*, où l'on retrouve la chaussée qui conduit directement à *Schærfling*, situé sur les bords mêmes du lac. Ou bien on peut s'embarquer à St. Wolfgang, traverser de lac presque dans toute sa longueur (1 h.), débarquer au *Fierberg*, petite maisonette à enseigne, où le poisson est excellent, et prendre de là le chemin qu'on y voit à droite, et qui vous dépose, au bout d'une demi-heure, à Schærfling, après vous avoir montré en passant, avec sa riche couronne de créneaux et de tourelles, le superbe château, façon gothique, du comte *Wreda*, ainsi que le joli petit lac de *Grottensee*.

De retour à Wolfgang, on trouve dans l'auberge de M. Schwarzinger (au cheval blanc) de quoi satisfaire le vif appétit qu'on vient de conquérir par la marche et l'épanouissement en plain air. Ce que valent ces bouquets, si simples qu'ils soient, assaisonnés par la fatigue, et tout fleuris de gaîté, allez l'apprendre en parcourant à pied les montagnes. On est très-bien servi au cheval blanc.

Une chose que je n'aime guère, quand je vais à pied surtout, c'est de retourner au point de départ par le même chemin. Les personnes qui me ressemblent pourront traverser le lac jusqu' à l'endroit appelé *Strobl*, petit village à l'est du lac, et prendre de là la route de poste qui conduit à Ischl en ¾ d'heure, à travers une vallée charmante, pleine des aspects les plus récréatifs.

À cause de la situation favorable de cet endroit et de sa distance assez peu considérable, on aime à s'y rendre en voiture dans l'après-midi. Il s'y trouve une auberge très-bien tenue, où la propreté et l'empressement prêtent leur saveur au goûter qu'on y fait. Pour retourner à Ischl on peut prendre la route qui se marie à celle de Wolfgang, et varier ainsi le plaisir de la promenade. — Ceux qui voudraient jouir d'une belle vue sur le magnifique lac de Wolfgang, feraient bien de gravir la *Kapitelalpe*, où l'on parvient de *Strobl* en une heure et demie.

Côté du nord-ouest.

Excursion à *Weissenbach*, situé au bord du lac de l'*Attersée*, appelé aussi *Kammersée*.

(Une demi-journée.)

C'est une excursion des plus pittoresques et des plus agréables. Pour s'y rendre on suit, le long de la Traun, la route d'*Ebensee*, jusqu'à l'endroit où le torrent de *Mittlerer Weissenbach* mêle ses eaux jaunes aux ondes smaragdines de la Traun. Là on prend la chaussée à gauche, et l'on s'engage dans un défilé plus ou moins tortueux, mais très-ombragé; admirable solitude que le torrent remplit de sa voix sonore. On marche dans une délicieuse fraîcheur, à travers une riche colonnade de haut sapins résineux, où le soleil ne se glisse qu'à la dérobée, dessinant sur ce grand voile d'ombre claire et transparente de magnifiques broderies d'argent, d'or, ou de pourpre. Parfois la forêt s'interrompt tout à coup, le défilé s'élargit, la vallée devient plaine, et le soleil rayonne à plein ciel, inondant tout le paysage de sa lumière qui fait resplendir les prairies et les eaux limpides qui les arrosent. On passe devant plusieurs digues, destinées à arrêter les eaux, ainsi que le bois qu'on y fait flotter. Un peu plus loin on remarque la direction opposée que prennent les eaux du torrent, dont une partie se dirige vers la Traun et l'autre vers le lac. On fera bien de s'arrêter près de l'endroit appelé *Holzaufzug*, pour y considérer une manœuvre hydraulique, toute particulière aux contrées montagneuses et couvertes de forêts, et destinée à faciliter le transport du bois. Voici ce qui se pratique. On fait parvenir le bois sur une hauteur quelconque, moyennant une machine hydraulique appelée *Holzaufzug* (appareil pour tirer le bois). On l'engage de là dans des canaux de bois, dont on fait un lit aux ruisseaux, et par où il est conduit jusqu'aux digues mentionnées ci-dessus. Ces canaux ont environ deux pieds de large sur autant de profondeur, et s'étendent souvent, en s'abaissant toujours de plus en plus, jusqu'à une longueur de 2400 brasses.

On marche encore quelque temps à l'ombre des sapins, entre un double rang de montagnes onduleuses et tout à coup le magnifique tableau du lac se présente à la vue. Ce n'est pas un lac, c'est une mer à perte de vue, souvent très-agitée et battant de ses flots sans relâche l'espèce de digue d'où le voyageur à son arrivée contemple ce spectacle. Un peu en arrière de cette digue, à droite, se trouve l'*hôtel* construit par la baronne de Weichs, et très-avantageusement situé. On s'y fait servir dans une belle et grande salle, percée de hautes fenêtres, d'où l'on jouit d'une superbe vue sur le lac, dont les rives, au pentes douces et onduleuses, couvertes d'une végétation sombre et vivace, tranchent vivement sur l'azur argentin du ciel. Souvent, quand cette salle est remplie et trop occupée, on va s'asseoir de préférence autour d'une table ronde, dressée, non loin de là, sur une espèce de terrasse au pied des montagnes, d'où l'on domine aussi tout le lac, sous un dôme de verdure tout orné de petites poires appétissantes qui en caressant votre front et se jouant avec vos cheveux semblent vous inviter de la meilleure grâce du monde à les cueillir. Par malheur on s'aperçoit qu'elles ne sont pas encore mûres. On y boit d'excellente crème; on y mange d'excellent miel. Une petite Hébé aux joues roses vous y sert à votre gré nectar et ambroisie. On vante le poisson indigène de Weissenbach. Mais revenons au lac qui le produit.

Ce *lac*, qui rappéle ceux qu'on admire le plus dans les contrées du midi, offre un aspect tout différent de celui des autres lacs du Salzkammergut, qu'il surpasse encore de beaucoup par ses dimensions. Il n'a pas moins de 10,640 brasses de longueur sur 1760 de largeur, avec un circuit de 816 *jochs* et une profondeur, entre Steinbach et Weissenbach, de 266 brasses. La traversée est de quatre heures, dans le sens de sa longueur; traversée parfois même dangereuse aux approches des tempêtes du nord. On se borne à faire sur ce lac de petites promenades, jusqu' à *Unterach* (³/₄ h.) ou à *Steinbach* (³/₄ h.).

Excursion aux trois lac dits: *Attersée, Mondsée* et *Wolfgangsée.*

(Une journée et demie ou même une journée quand les jours sont longs.)

Arrivé à *Weissenbach* (voir ci-dessus) dans l'après-midi, on y passe la nuit dans l'hôtel; on y jouit le lendemain matin des magnifiques effets du soleil levant sur les eaux du lac, sur les masses de verdure, sur l'azur du ciel; on traverse le lac au moment de ce doux réveil de la nature qui porte à l'âme, sur l'aile embaumée du zéphyr, mille charmes infinis, mille impressions délicieuses. Les oiseaux chantent, la brise soupire, l'onde murmure, les forêts fremissent, le paysage resplendit de mille reflets changeants. D'instant à instant le spectacle varie et s'embellit, à mesure que la couleur s'allume dans le paysage et que la végétation passe du bleu sombre de la nuit au vert étincelant du jour. Surtout la fraicheur et le calme de l'air font du bien à l'âme. Oh! heureux! mille fois heureux celui qui, loin du tracas des villes, s'empresse d'aller communier ainsi avec la nature! — On arrive à *Unterach* (village à l'ouest du lac); on prend le petit sentier qui longe le petit canal d'*Unterach* jusqu'au village d'*Au*. Là, on s'embarque sur le *Mondsee* (lac de la lune), ainsi nommé à cause de sa forme, le quel a 5800 brasses de longueur, sur 1200 de largeur, et, sur quelques points, 35 de profondeur. On y laisse errer sa vue sur les sites admirables qui encadrent le lac, sites d'un aspect à la fois gracieux et sévère; on y jouit de la beauté des eaux, des bois, des montagnes, et l'on arrive enfin au *bourg* du même nom (*Mondsée*), après avoir traversé le lac presque dans toute sa longueur. C'est là, certes, une promenade des plus charmantes, qu'aucun des étrangers qui vient à Ischl ne doit négliger, s'il ne veut pas en sentir du regret au récit que lui feront de cette excursion des amis plus avisés et plus heureux.

Il faut visiter à Mondsée: — 1° l'*église*, considérée comme la plus belle du pays après celle de Salzbourg; elle renferme un beau maître-autel; les cloches, du poids de 8000 à 9000 livres, forment une belle sonnerie; — 2° le *palais* du prince bavarois Wreda, seigneur du bourg; ce fut jadis un couvent de bénédictins. — Les auberges y sont assez bonnes. On a le choix entre la *Couronne d'Or* et le Lion d'Or (*Goldene Krone* et *Goldener Loewe*).

On redescend au lac, qu'on traverse de nouveau jusqu'à *Schoerfling*, d'où l'on prend la route si pittoresque qui conduit à *Saint-Gilgen*, situé au bord du lac de Wolfgang. On passe près du petit lac appelé *Grottensée*, et l'on arrive à Gilgen, pour y prendre la route qui longe le *lac de Wolfgang* jusqu'à *Strobl*, et se rendre de là directement à Ischl, à moins qu'on ne préfère traverser le lac jusqu'à Saint-Wolfgang, en vue de visiter ce bourg (page 232), ainsi que la montagne si fréquentée du *Schafberg* (voir plus loin), d'où l'on retourne à Ischl par la chaussée de Wolfgang.

Côté du nord-est.

Excursion à *Ébensée* et à *Langbath* (1½ h.),

et de là,

ou aux lacs de Langbath, *Langbathséen* (3 h.), situés au N. O.;
ou au lac d'Offenbach, *Offensée* (2 h.), situé au S. E.;
ou à Gmunden, ville située au N. du lac (1 h.).

Pour arriver aux villages d'*Ébensée* et de *Langbath*, situés l'un près de l'autre, sur les deux rives de la Traun, à l'endroit où elle se jète dans le lac de Gmunden, on n'a qu'à suivre jusqu'au bout la grande route qui se déroule, dans la direction du N. E., le long de la rive gauche de la Traun, et serpente, comme elle, entre un double rang de belles montagnes chauves ou verdoyantes, aux flancs parfois déchirés et comme sanglants par l'effet des terres rouges qui forment leurs parois, remplies d'aspects variés et mystérieux.

Le village situé sur la rive gauche est *Langbath*, l'autre est *Ebensée*. Ce n'est que par erreur qu'on donne quelquefois au premier le nom d'Ébensée. Le nombre des habitants, pour les deux endroits, est de 2300. La plupart sont occupés aux travaux des salines. Il ne faut pas manquer de visiter, sur la place, en vue même de l'embarcadère, le vaste établissement où se fait l'évaporation de l'eau salée qui y est amenée par des tuyaux de Hallstadt et d'Ischl. Il l'emporte sur toutes les autres sauneries, tant par sa construction et sa forme extérieure que par son organisation intérieure. On n'y fabrique pas moins de 450,000 quintaux de sel par an. — On y remarquera la scierie (*Sägemühle*), où l'on fabrique les tonneaux destinés à l'emballage du sel.

Les *Environs* d'*Ebensee* offrent partout des vues très-pittoresques, et la nature n'y est pas moins belle, ni moins variée qu'ailleurs. Nous ne mentionnerons ici que les buts de promenades les plus ordinaires.

Côté du nord-ouest. Les *lacs de Langbath* (antérieur et postérieur). — Une heure et demie. — On prend le chemin qui grimpe le long du ruisseau de Langbath, chemin qu'on peut poursuivre en voiture jusqu' à la *Krehralpe*. De là, on s'engage à pied dans un sentier rocailleux, assez peu ombragé, mais très-pittoresque, qui court sur les flancs d'une montagne abrupte et presque nue, semée çà et là de blocs de pierre grise, qui dans le crépuscule du soir vous apparaissent comme de blancs fantômes. Le chemin se replie, ondule, s'élève; et vous voilà tout à coup devant le premier lac, — retraite délicieuse d'ombrage et de calme, dont l'aspect vous saisit et vous fait tourner malgré vous à une douce mélancolie. Des masses de sombre verdure flottantes sur les flancs onduleux des hautes montagnes qui l'entourent, entre autres celle qu'on nomme *Höllengebirge* (montagne d'enfer), lui font un cadre imposant et majestueux. De l'autre côté du lac, il y a une maison qui sert de rendez-vous de chasse, et où l'on peut au besoin se régaler de pain noir et de crème, deux choses délicieuses quand l'appétit et la soif s'en mêlent. On y trouve en outre deux voix féminines qui, pendant que vous savourez votre crème et vos croutons, font redire aux nombreux échos d'alentour les chansons tyroliennes que vous aimez. — De là, on se rend au second lac, éloigné encore d'une demie-heure. Je ne l'ai pas vu, je ne puis vous en parler; mais il ne parait pas qu'il soit moins solitairement situé, parmi des bois épais et de hautes montagnes. Il n'est pas très-considérable; il n'a que 324 brasses de long sur 187 de large. Le premier n'en a pas plus de 600 de long sur 200 de large.

Côté du sud-est. Le *lac* d'*Offenbach* ou *Offensée*. (2 heures). — On y arrive par un chemin qui traverse la vallée de *Frauenweissenbach*, et qu'on peut poursuivre en voiture jusqu'au *Jägerhaus* (rendez-vous de chasse). Mais comme le chemin est montant, sablonneux et malaisé, on y arrive presque aussi vite à pied qu'en voiture. Le lac, long de 450 brasses sur 400 de largeur, se trouve très-pittoresquement situé au pied de la haute montagne appelée *Rinnerkogl*, haute de 6148 pieds, la quelle sépare l'Autriche de la Styrie.

Côté de l'est. La *cataracte* du torrent de *Rinnbach*.

Côté du nord. Le *lac* de *Gmunden* (*Traun-* ou *Gmundnersee*), et la petite *ville Gmunden*. — Le lac de Gmunden passe pour le plus beau de ceux du Salzkammergut. Il n'a pas moins de 6550 brasses de longueur sur 1600 de largeur et 96 de profondeur. D'abord profondément encaissé entre un double rang de hautes montagnes rocheuses, qui viennent asseoir dans le lac même leurs parois hardies, aux pentes abruptes, ici couronnées de forêts, là couvertes à peine d'une apparence de végétation, il offre bientôt à la vue un spectacle qui ravit et repose. C'est, lorsqu'on a doublé le promontoire de *Traunkirchen*, qui est lui même de l'effet le plus pittoresque, ce brillant demi-cercle de molles collines, si douces de lignes, qui ondulent en s'abaissant vers les eaux du lac, et auquel la jolie ville de Gmunden, toute blanche et radieuse, forme au milieu comme une sorte d'agraffe scintillante; c'est ici vraiment un pays enchanté. Cette jolie petite ville riante, animée, si pittoresquement posée en amphithéâtre à l'extrémité du lac; ces pentes vertes et ombragées, en golfes arrondis, où se baignent de charmants villages d'une part, des masses de rochers arides, sombres, décharnés, de l'autre; ce large horizon splendide, qui, par une suite de nuances presque insensibles, confond au loin la terre et le ciel, c'est là un spectacle qui ravit l'âme. Certes, la contrée de Gmunden ne le cède pas à celle d'Ischl, et lorsqu'elle vous apparaît tout à coup, comme une perspective céleste, au sortir de l'étroit canal formé derrière vous par les gigantesques rochers d'Ébensée, il vous prend un épanouissement de joie tel, qu'on dirait qu'une montagne se détache de votre poitrine. Enfin vous respirez; votre horizon, si étroit, s'élargit, s'étend, votre âme se dilate avec l'horizon, et se laisse emporter par votre regard aux confins du ciel, à travers un délicieux paysage qui vous sourit avec amour. Télémaque n'éprouva pas une joie plus vive à son entrée dans les champs Élysées. — Parmi ces hauts rochers qui s'élèvent des deux côtés du lac, on en fait remarquer un qui rappèle dans son profil la figure de Louis XVI, à ne pouvoir s'y méprendre. — Le lac est très-poissoneux et abonde surtout en anguilles, saumons (*Lachsforellen*) etc.

La traversée se fait ordinairement par un bateau à vapeur (v. p. 199), mais on peut aussi se servir de barques, afin de pouvoir s'arrêter, si l'on veut, à quelqu'un des *points suivants*.

CÔTÉ DE L'OUEST. En partant d'Ébensée, on a tout d'abord devant soi, sur la gauche, le fameux *rocher* de *Sonnenstein*, qu'on peut gravir dans une demi-heure. Il offre une belle vue. C'est au pied de ce rocher, qu'est situé le pittoresque *village* de *Traunkirchen* (80 maisons; 460 habitants; une belle église; de très-belles vues sur le *Kalvarienberg* et *Johannisberg*). — Viennent ensuite: — la charmante *vallée* de *Fichtau*; — le château d'*Ebenzweier*, orné d'un beau parc, propriété de l'archiduc Maximilien d'Este; — le village d'*Altmünster*, avec son église paroissiale, et ses deux châteaux, joints par un pont long de 400 pieds. Ce dernier endroit a 46 maisons et 310 habitants. Il est le siège d'une juridiction, qui s'étend sur une population de 16,500 âmes, distribuées sur un territoire de 36 heures de circuit.

CÔTÉ DE L'EST. La *vallée de Rinnbach*; — le mont *Edlerkogl*; — la *Karbachmühle* (moulin de Karbach), autre Abydos d'où un autre Léandre, à ce qu'on raconte, s'élançait, la nuit, à la nage vers Traunkirchen, pour voir son amante; — le roc de *Traunstein*, appelé aussi la sentinelle (*Wächter*) du Salzkammergut (5248 pieds de hauteur), presque inaccessible; — puis des forêts touffues, et de vertes collines.

La *ville de Gmunden* est, sans contredit, une des plus anciennes du pays. Plusieurs fois réduite en cendres et de nouveau reconstruite, elle offre à présent un aspect tout à fait moderne. Elle a 347 maisons, et 3226 habitants. Elle est le siège de la juridiction et de l'administration principale des salines (v. p. 41). Nous recommandons aux voyageurs de visiter le cabinet d'échantillons des salines (*Modellenkabinet*), si l'on veut se faire une idée exacte du travail halurgique. On n'a qu'à s'adresser à la direction des salines (*Salzoberamt*).

Les *promenades* les plus recherchées et les plus riantes dans les Environs de Gmunden sont:

À *l'ouest*, le *Kalvarienberg* (montagne du calvaire); — les plantations *Wanderburg* et *Tuschenschanze* (½ h.); — le *Gmundnerberg* (1 h. jusqu'au pied de la montagne, et 1 h. ¾ jusqu'à son sommet), d'où l'on a un beau panorama, et d'où l'on revient à Gmunden par Ebenzweier, Altmünster et l'endroit appelé Ort.

À *l'est*, la *Himmelreichswiese*, charmant plateau sur la montagne du même nom, d'où l'on jouit d'une vue magnifique sur le Salzkammergut et sur les plaines lointaines de la Haute-Austriche, spectacle que rehaussent surtout les eaux argentées et miroitantes du lac, avec ses rives enchantées. On y arrive par un chemin à pente si douce et si bien construit, que l'on peut même recommander cette excursion aux dames. Elle offre tous les charmes d'une grande excursion sur les montagnes, sans en présenter les dangers. — À une heure de là se trouve un petit lac, appelé *Laudachsee* (230 pieds de long sur 185 de large). Il y a tout près un écho qui vous répond d'une façon toute particulière.

Côté du sud.

Excursion à *Aussée.*

(Une ou deux journées, selon que l'on pousse plus loin l'excursion.)

On prend la route qui mène à *Hallstadt* en remontant le courant de la Traun (v. p. 217); on traverse le lac dans toute sa longueur jusqu'à *Obertraun*, on passe la montagne de *Koppengebirge; — ou* bien on poursuit la route de Gratz, on franchit la haute montagne de *Pötschen* (3238 p.), et l'on descend dans la belle vallée où se cache parmi les fleurs et la verdure le bourg si renommé d'*Aussée* On y arrive en quatre heures et demie.

Aussée, joli petit endroit, de l'aspect le plus enchanteur, et peuplé de 1500 habitants, doit son existence aux riches mines de sel qui se trouvent près du village qu'on nomme *Altaussée*, à une heure de distance du bourg. Son origine remonte au 12° siècle. Les mines de sel ne fournissent pas moins de 7 à 800,000 seaux de saline par an, et, en outre, environ 3,000 quintaux de sel gemme. On ne manque guère de visiter les sauneries.

Les *Environs d'Aussée* offrent tous les charmes d'un paysage alpestre On visite ordinairement:

AU NORD - OUEST, le lac d'*Altaussée* (1500 brasses de long sur 750 de large), à 1 heure de distance du bourg, d'où l'on se rend au lac en suivant le chemin qui longe la petite rivière appelée *Altausséer Traun*, parsqu'elle n'est qu'une branche de la Traun.

À L'EST, les lacs adhérents, dont voici les noms: *Grundelsée* (1 h.; 2866 brasses de long sur 622 de large, et 35 de profondeur); *Teplitzsée* (902 brasses de long sur 187 de large); *Kammersée* (54 brasses de long sur 51 de large). Chacun de ces lacs a sa physionomie particulière, que impressionne l'âme diversement. Les lacs de Grundelsée et d'Altaussée sont très-poissoneux, et abondent en truites et saumons.

Ceux qui sont habitués à gravir les montagnes visiteront le *Loser* et le *Todtgebirge*; mais il faut plusieurs jours pour ces excursions.

III. Excursions sur les hautes montagnes.

Les excursions que nous allons indiquer ici ne peuvent convenir qu'aux personnes habituées à gravir les montagnes, excepté celle du *Schafberg*, au sommet du quel on arrive par un chemin assez bien construit, et où l'on peut d'ailleurs se faire porter en chaise. Du moins faut-il se pourvoir de guides qui connaisent bien la contrée. On aura soin, en outre, de se munir d'une chaussure solide et bien conditionnée, ainsi que de tout ce qui compose une toilette de nuit, parce qu'on passe ordinairement la nuit dans des cabanes. Nous nous bornerons à noter seulement les points principaux.

Excursion sur le *Schafberg*, près de *St. Wolfgang*.
(5,522 pieds, 3 à 4 heures de montée.)

Le mieux est de quitter Ischl dans l'après-midi et d'aller en voiture jusqu'à Wolfgang (v. p. 229). On trouve à l'auberge du *Cheval Blanc* tout ce qu'il faut pour cette excursion: des guides, des chaises à porteur, des vivres, des billets d'entrée pour la cabane où l'on doit coucher, etc. Le prix des chaises est fixé à 8 florins bon argent; ce qui ne peut sembler trop cher, si l'on songe qu'il faut quatre porteurs pour chaque personne.

On quitte Wolfgang vers quatre heures, afin d'atteindre le sommet avant le coucher du soleil. On traverse plusieurs prairies et plusieurs forêts, en suivant toujours la direction de l'O. N., jusqu'à un plateau semé de hameaux ($2\frac{1}{2}$ h.), d'où il faut encore monter pendant une heure. Ce dernier chemin est le plus fatigant. Arrivé au sommet, on est tout ébloui du magnifique spectacle qui se déroule aux yeux tout à coup. On y découvre un océan de cimes qui fuient comme d'immenses vagues jusqu'aux lignes bleuâtres d'un horizon à perte de vue. On y domine au moins quinze lacs, dont les flots d'argent éblouissent vos regards, non moins que les glaces qui resplendissent sur les hauts sommets du Tyrol, de la Styrie, et de Salzbourg. La vue s'étend jusque sur les champs fertiles de la Bavière et de l'Autriche, et, quand le ciel est très-serein, distingue même les tours de Munich et de Ratisbonne. Le Schafberg est plus riche en beautés de la nature que le Gaisberg. Aussi est-il le Rigi du Salzkammergut. — On y passe la nuit, pour voir le lever du soleil; spectacle d'une telle magnificence, qu'il ne se peut décrire, et qu'il faut le voir.

La plume seule de George Sand pourrait nous en donner une idée.

„La lune vient de se coucher, et, quoique le ciel étincèle d'étoiles, les profondeurs des vallées sont ensevelies dans les ténèbres. Bientôt une faible lueur blanchit l'horizon; et, quand elle paraît, la terre devient si belle que vous ne pouvez vous arracher au spectacle que chaque instant varie et embellit sous vos yeux."

„Les soleils innombrables qui sèment l'éther deviennent plus rares et plus brillants; le jour ne se montre pas encore, et cependant le firmament a pris une teinte plus blanche, comme si un voile d'argent se fût étendu sur l'azur profond de son sein. L'air fraîchit, et l'éclat des astres semble ranimé par cette brise, comme une flamme que le vent agite avant de l'éteindre. L'étoile de la Chèvre monte rouge et brillante à votre gauche, au dessus des grandes forêts, et la Voie lactée s'efface sur votre tête comme une vapeur qui remonte aux cieux."

„Alors l'empyrée devient comme un dôme qui se détache obliquement de la terre, et l'aube monte chassant devant elle les étoiles paresseuses. Tandis que le vent, de ses ailes, les souffle une à une, celles qui s'obstinent à rester paraissent toujours plus claires et plus belles. Hespér blanchit et s'avance avec tant de majesté, qu'il semble impossible de le détrôner; l'Ourse abaisse sa courbe gigantesque vers le nord. La terre n'est encore qu'une masse noire dont les sommets des montagnes coupent, çà et là, l'âpre contour à l'horizon. Les lacs et les ruisseaux se montrent successivement comme des taches et des lignes sinueuses d'argent mat sur le linceul de la terre. À mesure que l'aurore remplace l'aube, toutes ces eaux prennent alternativement les reflets changeants de la nacre. Long-temps l'azur, dont les teintes infinies effacent la transition du blanc au noir, est la seule couleur que l'œil peut saisir sur la terre et dans les cieux. L'orient rougit long-temps avant que la couleur et la forme soient éveillées dans le paysage. Enfin la forme sort la première du Chaos. Les contours des plans avancés se détachent, puis tous les autres successivement jusqu'aux plus lointains; et, quand tout dessin est devenu appréciable, la couleur s'allume sur le feuillage, et la végétation passe lentement par toutes les teintes qui lui sont propres, depuis le bleu sombre de la nuit jusqu'au vert étincelant du jour."

„Le moment le plus suave est celui qui précède immédiatement l'apparition du disque du soleil. La forme a déjà atteint toute la majesté de son développement. La couleur, encore pâle, a un charme indéfinissable. Les rayons montent comme des flammes derrière de grands rideaux de sapins qui n'en reçoivent rien encore et qui se dessinent en noir sur cette fournaise. Mais dans la région située entre l'orient et le sud, la lumière répand de préférence ses prestiges toujours croissants. L'oblique clarté se glisse entre chaque zône de montagnes, de forêts, de plaines. Les masses, éclairées à tous leurs bords, s'élèvent légères et diaphanes, tandis que leur milieu encore sombre accuse l'épaisseur. Que les arbres sont beaux! La verdure n'offre qu'une teinte uniforme, mais la transparence supplée à la richesse des tons. De seconde en seconde, l'intensité du rayon pénètre dans toutes les sinuosités, dans toutes les profondeurs. Derrière chaque rideau de feuillage, un voile semble tomber, et d'autres rideaux, toujours plus frais, surgissent comme par enchantement; des angles de prairies, des buissons, des massifs d'arbustes, des clairières pleines de mousses et de roseaux se révèlent. Et cependant, dans les fonds des terrains, et vers les entrelacements des tiges, il y a encore de doux mystères, moins profonds que ceux de la nuit, plus chastes que ceux du jour. Ce ne sont plus les antres des faunes perfides qui s'ouvrent dans les fourrés, ce sont les pudiques retraites des silencieuses hamadryades. Les oiseaux à peine éveillés, ne font entendre que des chants rares et timides. La brise cesse; à la plus haute cime des bois il n'y a pas une feuille qui ne soit immobile. Les fleurs chargées de rosée, retiennent encore leur parfum. Ce moment a toujours été celui que j'ai préféré dans la journée. Il offre l'image de la jeunesse de l'homme. Tout y est candeur, modestie, suavité."

„Mais tout à coup les feuilles s'émeuvent, et de grands vols d'oiseaux traversent l'espace. Il y a comme un tressaillement de joie dans la nature; le vent souffle de l'ouest, et la cime des forêts semble s'incliner devant le Dieu."

„De même qu'un roi, précédé d'un brillant cortège, efface bientôt par sa présence l'éclat des pompes qui l'ont annoncé, le soleil, en montant sur l'horizon, fait pâlir la pourpre répandue sur sa route. Il s'élance dans la carrière avec cette rapidité qui nous surprend toujours, parce que c'est le seul instant où notre vue saisisse clairement le mouvement qui nous entraîne et qui semble nous pousser sous les roues ardentes du char céleste. Un moment baigné dans les vapeurs embrasées de l'atmosphère, il flotte et bondit inégal dans sa forme et dans son élan, comme un spectre de feu prêt à s'évanouir et à retomber dans la nuit. Mais c'est une hésitation rapidement dissipée. Il s'arrondit, et son sein semble éclater pour projeter au loin la gloire de ses rayons. Ainsi, antique Hélios, au sortir de la mer, il secouait sa brûlante chevelure sur la plage, et couvrait les flots d'une pluie de feu; ainsi, sublime création du Dieu unique, il apporte la vie aux mondes prosternés."

„Avec le soleil, la couleur, jusque-là incomplète et vague, prend toute sa splendeur. Les bords argentés des masses de feuillage se teignent en vert sombre d'un côté et en émeraude étincelante de l'autre. Chaque objet a deux faces: une obscure, et l'autre éblouissante. Chaque feuille devient une goutte de la pluie d'or; puis des reflets de pourpre marquent le transition de la clarté à la chaleur. Les sables blancs des sentiers jaunissent, et, dans les masses grises des rochers, le brun, le jaune, le fauve et le rouge montrent leurs mélanges pittoresques. Les prairies absorbent la rosée qui les blanchissait et se font voir si fraîches et si vertes, que toute autre verdure semble effacée. Il y a partout des nuances au lieu de teintes; partout, sur les plantes, de l'or au lieu d'argent, des rubis au lieu de pourpre, des diamants au lieu de perles. La forêt perd peu à peu ses mystères; le Dieu vainqueur pénètre dans les plus humbles retraites, dans les ombrages les plus épais. Vous voyez les fleurs s'ouvrir autour de vous, et vous livrer tous les parfums de leur sein. C'est là l'image de la jeunesse ardente, non plus celle de l'adolescence paisible."

„Vous passez là plusieurs heures de délices. N'est-ce pas de quoi remercier humblement le Dieu qui a fait la beauté de la terre infinie, afin que chaque être y puise le bonheur qui lui est propre!"

On s'en retourne ordinairement par le chemin de Wolfgang *ou* bien on prend le sentier qui conduit à *Saint-Gilgen* (à l'O. du lac) *ou* encore celui qui se dirige vers le petit lac de *Grottensée*, et qui mène de là à Schœrfling près de Mondsée (v. p. 237).

Excursion sur la *Zimitz*, à l'ouest d'Ischl.
(5,188 pieds; 4 à 5 heures de montée.)

Cette montagne est assez difficile à gravir; mais, parvenu au sommet, on est amplement récompensé de sa peine par les belles et magnifiques vues qu'on a sous les yeux.

On suit ordinairement le chemin de la *Zimitzschlucht* (gorge de la Zimitz, v. p. 205); arrivé là on laisse la gorge étroite (*Enge Zimitzgraben*) à gauche et on prend, à droite, le sentier du vallon de la montagne, appelé *Weite Zimitzgraben*. Après avoir traversé la forêt, on parvient, toujours en remontant le torrent à sa droite, jusqu'aux deux cabanes de la montagne dite *Schüttalpe* (2 h.); de là on tourne à gauche, et on passe entre les deux sommets de la Zimitz qu'on nomme *Leonsbergzinken* et *Gartenzinken*, pour arriver, au bout d'une heure, à une autre prairie alpestre, dite *Trattenalpe*, où se trouvent plusieurs cabanes. On les laisse à sa droite, et on gravit le long de la cime appelée *Zimitzschneide* jusqu'au sommet de la montagne connu sous le nom *Leonsbergzinken*. On passe ordinairement la nuit dans une des cabanes qui se trouvent sur la pente occidentale de la montagne, pour monter du grand matin l'autre sommet appelé *Gartenzinken*, et pour pouvoir jouir du magnifique tableau que présente le lever du soleil.

En descendant de là, on se dirige ordinairement, du côté du sud, vers les petits villages du *Wirling* et de *Kräutern*, pour reprendre le chemin d'Ischl.

Excursion sur le *Brachberg (Kothalpe)*, au nord-est d'Ischl.

(3490 pieds; 2 heures à monter.)

Cette excursion n'étant pas très-pénible, nous la recommandons, en général, aux personnes qui craignent les grandes excursions et les hautes montagnes, et qui cependant aiment à voir les merveilles de la nature du haut des Alpes.

Pour y arriver, on suit ordinairement la route d'Ebensée jusqu'à l'endroit où le torrent du *Kesselbach* se marie aux eaux de la Traun (1 h.). De là il ne faut qu'une heure et demie pour monter les montagnes appelées *Kothalpe* et *Brachberg* qui servent d'épaulement au *Hohe Schrott*. Les personnes qui se sentent bien disposées à gravir, continueront leur excursion jusqu'aux rochers du *Hohe Schrott*. Elles seront amplement dédommagés de leur peine par la magnificence du tableau qui se déroule sous leurs yeux. Les chasseurs montagnards ne se contentent pas de cette promenade ascensionelle ; ils dépassent la cime du *Hohe Schrott*, pour s'élever jusqu'aux rochers du *Mittagskogl* et *Leonskopf* (5608 p.), où, pour échapper à leurs poursuites, les chamois cherchent le dernier refuge.

Excursion sur le *Kranabittsattel*, près d'*Ébensée*.

(4990 pieds, 3 à 4 heures de montée.)

Parmi toutes les montagnes du pays il n'y a que la montagne de *Schafberg*, qui, à l'égard des belles perspectives qu'elle offre à son sommet, puisse se comparer au *Kranabittsattel*. Aussi, toutes les fois qu'il s'agit de gravir sur une haute montagne, pour y voir le lever du soleil, on préfère ordinairement l'une de deux mentionnées.

Pour ce faire, le meilleur parti à prendre, c'est de quitter Ischl dans l'après-midi (à 2 h.), et d'aller en voiture jusqu'à Ébensée (*Langbath*). De là on marche à pied, accompagné de guides qui connaissent bien la contrée, pour ne pas perdre de temps et atteindre le sommet avant le coucher du soleil. On monte le *Kalvarienberg* et on suit un joli sentier qui serpente à travers les forêts et qui conduit jusqu'au *Wimmersberg* (belle vue).

De là on continue son chemin par une pelouse (*Gsoll*) et à travers un petit bosquet, jusqu'à un endroit où l'on ne voit guère plus que des pierres couvertes de mousse. Enfin on découvre quelques huttes de bergers dans l'une des quelles on passe la nuit, pour monter, aux premiers rayons du soleil, jusqu'à un des deux sommets qui par l'espace vide laissé entre eux, offrent tout à fait la forme d'une selle (*Sattel*): *Albererkogl* et *Feuerkogl*. On donne d'ordinaire la préférence au premier. Pour le retour, on peut prendre différents chemins. — Nous recommandons de descendre à la *Krehralpe* et de visiter les lacs de *Langbath* (v. p. 243).

Ascension du *glacier* de *Dachstein*.

(9490 pieds; une journée et demie à deux journées pour aller et revenir.)

Cette ascension ne peut guère convenir qu'aux personnes qui ont l'habitude de gravir le haut des montagnes et qui se résignent à supporter quelques peines pour pouvoir jouir des beautés et des merveilles de la nature.

Il faut avant tout s'assurer du beau temps, et ne se mettre en route que quand la cime du glacier apparaît toute claire et qu'elle se dessine nettement à l'horizon. Puis, a moins qu'on ne veuille risquer de se perdre dans les solitudes des rochers, ou même hazarder sa vie, il faut absolument se pourvoir de guides qui connaissent bien le chemin et qui aient le pas assuré. On en trouve de très-bons à Hallstadt, dans les individus *Loidel* et *Danner*, les quels se chargent de porter les vêtements, les comestibles, les instruments qu'on veut emporter, tels que télescopes, baromètres, etc. — Qu'on ait soin de se munir d'une chaussure solide et de souliers à glace ainsi que du brin d'estoc. On fera bien de ne prendre, avant de monter, qu'un léger déjeûner, par exemple du café au lait, et pendant qu'on monte, de

ne prendre que du pain et du chocolat. — Qu'on se garde
bien de boire de l'eau de neige.

Il y a trois endroits principaux, d'où l'on peut prendre
son point de départ, ce sont : 1° la bourgade de Hallstadt ;
2° le village de Winkl, près d'Obertraun ; et 3° le lac postérieur de la Gosau. — La bourgade de Hallstadt étant le
point de départ que l'on prend ordinairement, nous nous
bornerons à n'indiquer que les endroits par où l'on passe en
montant de ce côté là, et à rapporter les distances de l'un
à l'autre.

On part habituellement d'Ischl dans l'après-midi pour
aller passer la nuit à Hallstadt. On se lève de grand matin
pour monter le Rudolphsthurm (³/₄ h.; p. 223), et après,
poursuivre le chemin qui mène aux mines de sel (1 h.);
arrivé là, on peut visiter les galeries et, ensuite, faire un
repas frugal. Ainsi restauré, on prend le sentier qui passe
devant la montagne de *Plassen*, on franchit le *Sprader-
wand*, et l'on se trouve ainsi très-haut au dessus de la cataracte du *Waldbachstrub* (v. p. 225). Après avoir traversé
une belle prairie alpestre parsemée de cabanes (*Klaus*) et
une forêt magnifique, on arrive, au bout de deux heures
de trajet, à l'endroit de *Waldbachleiten*, situé à quelques
pas de la source du torrent *Waldbach*. De l'aspect d'une
végétation vigoureuse, on passe insensiblement à une végétation paresseuse et mourante ; le terrain commence à devenir ingrat et rebelle, et présente un aspect sombre, impor-
tun qui offense les regards. En poursuivant sa marche on
passe à côté de rochers à pic (*Tropfsteinwand*), aux parois
des quels on voit suinter l'eau. On s'avance jusqu'à ce
qu'on découvre une autre source qui s'appèle *Quelle am
Schnecken* (1 h.). C'est là qu'on prend ordinairement

quelques autres moments de repos. Vous vous remettez en marche, vous traversez un vallon appelé *Thiergarten*, où vous êtes frappé du bruit retentissant de vos pas répercutés par des parois sonores. Les cavernes qu'on y apperçoit dans les flancs des rochers n'offrent rien d'assez particulier pour mériter d'être visitées. Il vaut mieux continuer sa route et monter le sentier raboteux qui passe entre un double rang de roches fauves ou grises (*Herrngasse*), pour atteindre enfin, au bout de 3 à 4 heures, les pâturages ou chaumes appelés *Untere* et *Obere Ochsenwiese* (pâturage inférieur et pâturage supérieur). Là se trouvent des cabanes où l'on passe la nuit.

Le corps fortifié par un doux sommeil, on quittera de bon matin cette prairie, pour gravir une autre hauteur dite *Taubenkar* (1 h.), où l'on jouira d'une vue magnifique sur toute la chaîne des glaciers et des Alpes, qui courent dans tous les sens, vers le Tyrol, la Styrie, et l'Autriche. — Vous n'avez plus qu'une heure à monter pour vous trouver enfin devant le glacier du Dachstein, dont nous avons déjà eu occasion de parler, page 6. Voilà le *Karlseisfeld* (glacier de Charles) qui vous apparaît, en effet, dans toute sa gloire. Ici la surprenante nouveauté du spectacle suffit pleinement à captiver vos yeux et votre esprit. — On ne peut guère s'aventurer plus haut, si ce n'est jusqu'à la sommité qui porte le nom de *Thorstein*. Encore faut-il être très-habitué à gravir les montagnes et avoir le pied sûr. Jusqu'à ce jour il n'y a qu'un fort petit nombre de personnes qui y soient parvenues, parmi lesquelles il faut citer en première ligne le célèbre géologue M. *Simony*, qui, séjournant habituellement à Hallstadt, n'a point hésité à entreprendre cette ascension pendant l'hiver de 1847, et à gravir, à plusieurs reprises, le sommet du *Thorstein*, aux fins de vérifier ses recherches sur la formation des glaciers. Mais même les personnes qui n'iront pas plus loin que le glacier appelé *Karlseisfeld* seront amplement dédommagées de leur peine par la magnificence du tableau qui s'offre tout à coup à leurs yeux éblouis : vaste mer de glace aux vagues énormes, condensées soudain par quelque puissance céleste, où les rayons du soleil se brisent en mille couleurs resplendissantes, lui donnant un aspect magique, qui, dans les impressions pleines de charme que vous ressentez, mêle, malgré vous, la terreur à l'admiration. L'œil plonge avec effroi dans ces profondeurs azurées, d'où s'exhale un murmure sourd et régulier, qui semble grossir ou s'éteindre, selon que le vent l'apporte à vos oreilles ou l'en éloigne ; et l'âme, en présence de cette colossale nature, où rien de ce qui vient de l'homme ne s'interpose entre le Créateur et son œuvre, l'âme s'élève irrésistiblement à Dieu par un puissant et naturel essor.

Ah ! qui ne gardera long-temps la mémoire de cette nature sublime ! Qui ne sera long-temps, bien long-temps charmé par le seul ressouvenir de ces impressions si pures, si vives, si puissantes, qu'on ressent à chaque pas dans notre merveilleuse contrée, riche de tous les contrastes.

Erratum *).

		au lieu de	lisez
Page 72,	ligne 2,	Minima,	Moyennes.
» 129,	» 29,	pas ne,	ne pas.
» 188,	» 3,	faite,	fait.
» 193,	» 31,	assortis,	assorti.
» 204,	» 18,	des magnifiques,	des plus magnifiques.
» 205,	» 2,	qu'elle,	qu'il.
» 206,	» 11,	s'y enferme,	s'y enfonce.
» ibid.	» 13,	feuillage,	fouillis.
» 209,	» 6,	le fraîcheur,	la fraîcheur.
» 213,	» 5,	ici passant,	en passant.
» ibid.	» 28,	chaque,	chacun.
» 216,	» 4,	de *Salzberg*,	du *Salzberg*.
» ibid.	» 12,	sous,	sur.
» 217,	» 7,	dessin,	dessein.
» 220,	» 5,	les bruits,	le bruit.
» ibid.	» 31,	passer y,	y passer.
» 221,	» 3,	pas d'offrir,	pas que d'offrir.
» 224,	» 16,	des inscriptions,	d'inscriptions.
» 227,	» 13,	se disposent,	se dispensent.
» 228,	» 5,	figurez-les vous,	figurez-vous-les.
» 231,	» 26,	sourtout,	surtout.
» 236,	» 10,	en face le,	en face du.
» 237,	» 11,	du lac,	le lac.
» ibid.	» 28,	bouquets,	banquets.
» 239,	» 31,	argentin,	argenté.
» 241,	» 7,	d'instant à instant,	d'instant en instant.
» 244,	» 13,	demie-heure,	demi-heure.
» 245,	» 17,	en golfes,	ces golfes.
» 248,	» 27,	parsqu'elle,	parce qu'elle.
» 249,	» 4,	que,	qui.
» 250,	» 17,	distingue,	on distingue.
» 254,	» 1,	le transition,	la transition.
» 255,	» 14,	du grand matin,	de grand matin.
» 256,	» 6,	dédommagés,	dédommagées.
» 257,	» 10,	de *Dachstein*,	du *Dachstein*.

*) Ayant dû quitter Vienne, comme on n'en était encore de l'impression qu'
à la 192e page, nous nous voyons forcé de réclamer l'indulgence du lecteur pour quelques fautes qui se sont glissées dans les dernières feuilles.

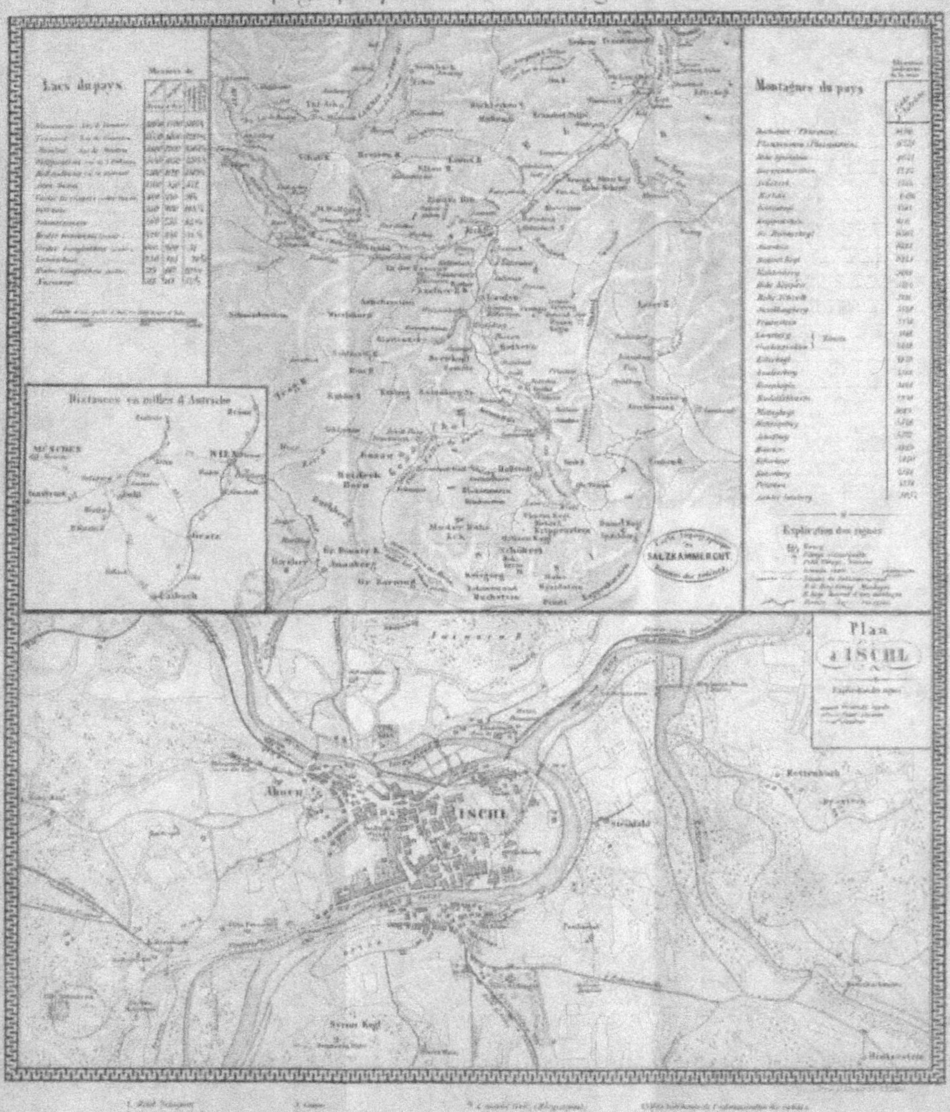

Carte topographique du Salzkammergut _ Plan d'Ischl.
Lacs du pays
Montagnes du pays
Distances en milles d'Autriche
Explication des signes
Plan d'ISCHL
ISCHL

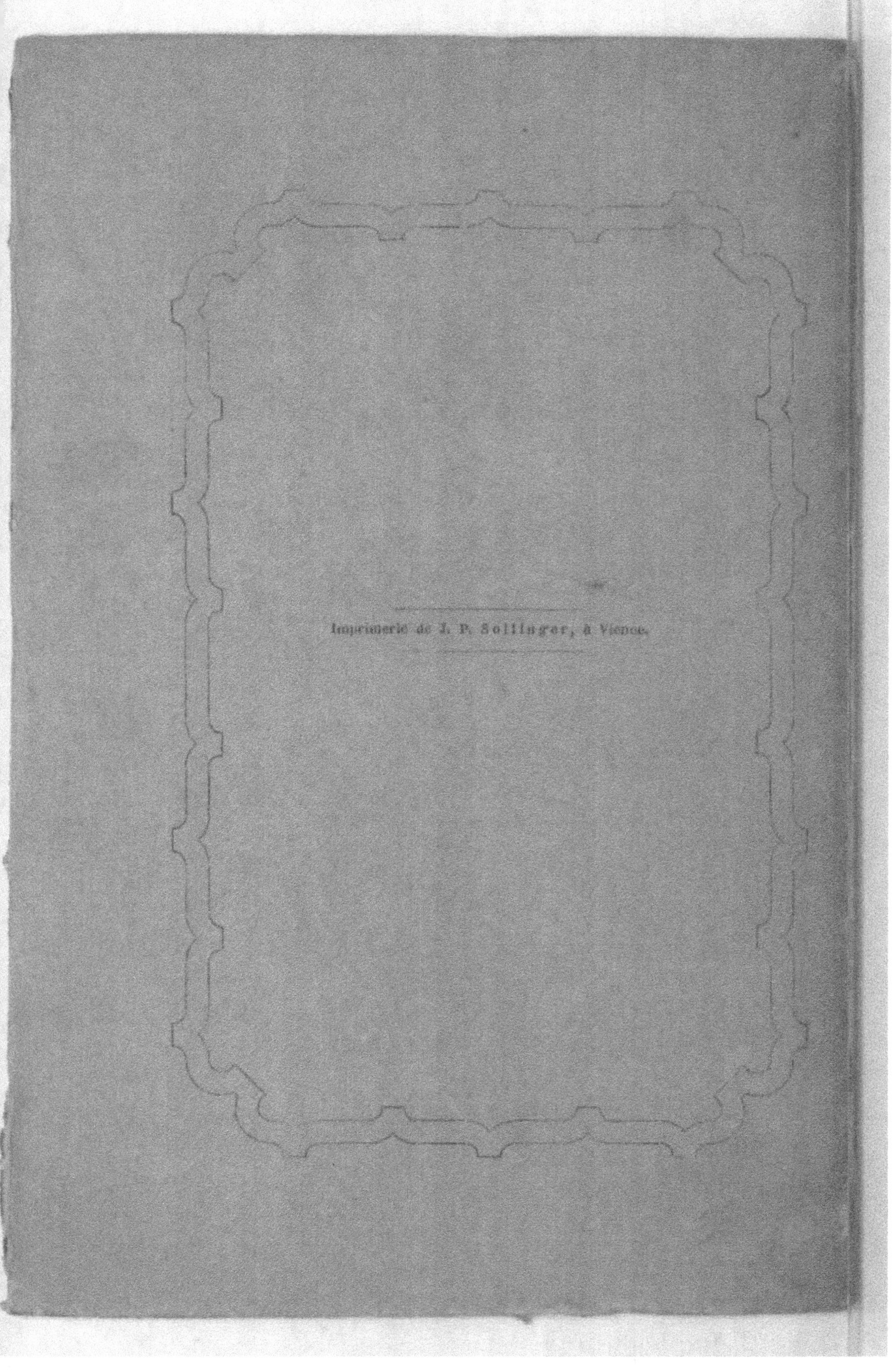

Imprimerie de J. P. Sollinger, à Vienne.